Femtech

Female×Technology

フェムテック

女性の健康課題を
解決するテクノロジー

吉岡範人
YOSHIOKA NORIHITO

幻冬舎 MC

フェムテック

女性の健康課題を解決するテクノロジー

はじめに

近年、「女性＝Female」と「テクノロジー＝Technology」をかけ合わせた「フェムテック」という言葉が急速に世に出回るようになってきました。その市場は大きな成長が見込まれ、２０２５年には世界で約５兆円規模になるとの予測もあります。

日本では２０００年にフェムテックの先駆けとなる月経管理アプリが登場したのち、腟内で経血をためておく月経カップ、経血を吸収する吸水ショーツなど、これまでには想像もしなかった商品が発売されてきました。

しかし、フェムテック関連商品がいくつも発売されているにもかかわらず、フェムテックブームをけん引している欧米と比較すると、日本においてはなかなか広がりを見せていません。

その理由の一つに法令の壁があります。現状の法令ではせっかく新しいフェムテックの商品やサービスが考え出されても、医療器具や医療サービスとして認可を得るのに膨大な時間とコストが掛かります。そのため企業側は医療品としてではなく雑貨として販売せざるを得なくなり、結果市場での信頼を得られずフェムテックが普及していかないのです。

また医療者側からしても、そのような商品は安全性や信頼性に関するエビデンスに欠け、なかなかバックアップができません。

さらに、フェムテック関連商品を消費者側が受け入れる土壌も成熟しているとはいえません。例えば、「ピルはあくまでも避妊のためのもの」「膣に異物を入れるなんてもってのほか」と、画期的な新商品もタブー視されてしまう状況は相変わらずです。企業や医療者、消費者を含めたすべての人がフェムテックには及び腰なのです。

私は横浜市のレディスクリニックで院長を務める産婦人科医です。婦人科疾患の治療や妊婦さんのサポート、不妊治療、更年期障害の治療はもちろんですが、女性にとって長く付き合わなければならない生理の悩みに向き合うことにも力を注いできました。

診療や治療を通して女性の健康課題を解決するなかで、患者さんからは実にいろいろな悩みを打ち明けられます。最近では月経カップを使っても大丈夫か、月経管理アプリをどう使いこなせばよいか分からないといった、フェムテックに関連する相談も多く寄せられるようになりました。

女性たちが少しでも楽で快適になるために、テクノロジーとその産物が有効であるのなら、それを利用しない手はありません。エビデンスが少ないというのなら、利用しながらつくり上げていけばよいのです。私自身、医療者の立場としてはまだ改良の余地が残されていると思うことが多分にあります。

そこで本書では、まず、フェムテックの定義、広まった経緯、フェムテック商品・サービスの現状を産婦人科医の視点から考察します。そして、それらの商品やサービスをこれから利用しようとしている人、すでに利用している人の症状や悩みなど、実際の声を踏まえた改善点や可能性を述べていきます。産婦人科の医師だからこそできるアドバイスを盛り込んだつもりです。

私はこれまで、まったく別領域の問題と思われることでも、双方をかけ合わせることで、質の高い技術やサービスが生まれていくことを目の当たりにしてきました。

フェムテックも一見すると無関係のフィールドの人や企業が関わり合うことで、新たな商品やサービスが生まれる可能性は大いにあると思っています。

本書がフェムテックの可能性を示す一冊となり、多くの人や企業が参入することにつながり、さらなる広がりを見せることになれば著者としてこんなにうれしいことはありません。

第1章

2025年には世界市場規模5兆円突破!?
「フェムテック」は知らないではすまされないテーマ

第2章

なぜ日本では女性の健康課題はタブー視されるのか？
産婦人科医から見た「フェムテック」の現状と問題点

第3章

拡大する市場を理解するには、「フェムテック」と「フェムケア」の分類・整理が必要

第4章

信頼性を高めることで市場の底上げができる 「フェムテック」×「医療」で拡がるビジネスチャンス

第5章

進化し続けるテクノロジー

フェムテックが果たす役割は無限大

第 1 章

2025年には世界市場規模5兆円突破!?

「フェムテック」は知らないではすまされないテーマ

そもそも「フェムテック」とは?

近年、「フェムテック」という言葉があちこちで目につくようになりました。フェムテックとはFemale（女性）とTechnology（テクノロジー）をかけ合わせた言葉です。「○○テック」という言葉はほかにもたくさんあり、これらは総称して「X-Tech（クロステック）」と呼ばれます。既存の産業とテクノロジーをかけ合わせて、新たな価値を創造していこうとするビジネス用語です。例えば金融×テクノロジーで「Fin Tech」という言葉が生まれ、キャッシュレス決済や仮想通貨など従来の概念を超えたものが次々と誕生しています。教育×テクノロジーでは「Ed Tech」という言葉が生まれ、コロナ禍も相まってオンラインによる教育の分野に関心が高まっています。

同じようにフェムテックはテクノロジーによって女性の健康やヘルスケアの課題を解決していこうという商品やサービスのことをいいます。

例に挙げた金融や教育分野でもそうですが、これまでもテクノロジーによってさまざまな分野の産業で進化を遂げてきましたし、今後もテクノロジーなしでは各産業の進化はあり得ません。現代ではテクノロジーとのかけ合わせは当たり前ではあるものの、新しいビジネスを起こすときに、目指す方向性がより明確になり、資金調達がしやすいというメリットもあります。

フェムテックという言葉を最初に使ったのは、デンマーク出身の女性起業家Ida Tin（イダ・ティン）という人でした。２０１２年頃にドイツで、彼女が共同創始者である月経管理アプリ「Clue（クルー）」をマーケット化するにあたり、資金調達のために名づけられたといわれています。

月経管理アプリとは、月経期間や基礎体温を入力することで次回の月経日予測や排卵日の予測などをし、体調管理ができるアプリです。アプリというとスマートフォンのイメージですが、日本ではエムティーアイという企業が２０００年に「ルーナ（現ルナルナ）」というスマートフォン以前の携帯電話用の生理日記録・管理ツールの運営を始めています。フェムテックという言葉が生まれるずっと前から、女性の健康課題やヘルスケアをテクノロジーで解決していこうという流れはできていたのです。

フェムテック商品・サービス

月経関連	妊活・不妊関連	妊娠・出産・産後関連	更年期関連	婦人科系関連
•月経管理アプリ	•妊娠サポートアプリ	•スケジュール管理アプリ	•健康サポートアプリ	•月経痛緩和のオンライン処方
•生理用ナプキン	•精子の運動性を測定する検査キット	•月齢ごとのアドバイスサービス	•尿漏れ・膣萎縮改善のトレーニンググッズ	•子宮頸がんの検査キット
•生理用ショーツ	•卵巣年齢を測定する検査キット	•尿漏れ、抜け毛、体型回復などのトラブルへの対策商品	•尿漏れ対策ショーツ	•性感染症の検査キット
•月経カップ	•精子の流出を抑えるキャップ		•女性ホルモンの減少をサポートするサプリメント	

著者作成

現在、フェムテックといえば月経関連のほか、妊活・不妊にまつわる問題、妊娠中や出産後の女性の体、更年期に表れる症状、がんや子宮内膜症などの婦人科系疾患といったテーマだけでなく、性に関して多角的に健康を保つという意味でのセクシャルウエルネスの分野にわたっています。現在、フェムテックに関連する主な商品やサービスは多種多様な展開がされています。

まず月経関連では月経管理アプリのほか、生理期間中に使うナプキン、ショーツ、膣内に入れて経血をためるシリコン製の月経カップなどがあります。

妊活・不妊関連では、妊娠をサポートする

アプリ、不妊治療中の人をサポートするアプリ、精子の運動性などを測定する検査キット、卵巣年齢を測定する検査キット、性交後に精子が流出するのを抑えるキャップなどが主な商品・サービスです。

妊娠・出産・産後関連では、この期間のスケジュールを管理できるアプリ、月齢やその時々に適切なアドバイスが送られるサービス、この期間の摂取が有効な食品、産後の尿漏れ・抜け毛・体型回復といったトラブルへの対策商品などがあります。

更年期関連では、この時期の健康をサポートするアプリ、尿漏れや膣萎縮などを改善するためのトレーニンググッズ、尿漏れ対策ショーツ、女性ホルモンの減少をサポートするサプリメントなどがあります。

婦人科系疾患関連では、生理関連とも重なりますが月経痛を緩和するためのオンライン処方、デリバリーを含めたサービス、子宮頸がんや性感染症の検査キットなどがあります。

それぞれの分野のアプリでは専門医とチャット相談ができたり、オンライン受診ができたりするものもあり、年々、機能を拡大しているものが多く見られます。

セクシャルウエルネスはまだあまり広まっていない言葉ですが、世界保健機関（WHO）では、「セクシャリティに対して身体的、感情的、精神的、社会的にも健康な状態であること」と定義しています。病気や不快な症状を改善することで、感情的、精神的、社会的な健康にもつながるという意味では、フェムテックで扱う商品やサービス全般が含まれます。ただ、現在のフェムテック市場ではWHOで「病気だけでなく、喜びに満ちた安全なセクシャル体験」が含まれるとしていることで、パートナーとともにあるいは女性自身がそうした体験のできる商品としてセクシャルトイを「プレジャーグッズ」として展開している例が多くなっています。

このように、ビジネスの新しい分野の創出に向けて発信された言葉がきっかけとなり、フェムテックという定義が明確に定められることのないまま、女性の健康やヘルスケアのなかから、課題がある分野に向けて広がりを見せてきたのが現状です。

なぜ急に注目されるようになったのか

日本では少子高齢化が急速に進み、労働人口の減少が問題視されています。女性に潜在的な労働力を発揮してもらうべく、女性活躍社会の実現が求められるようになってきました。しかし、女性が社会で活躍するには、毎月の月経痛、妊娠・出産、更年期症状など女性特有の健康課題が障害となっていることもまた事実でした。

これらの健康課題を解消・軽減する手段の一つとして、海外では月経カップや吸水ショーツに代表されるフェムテック商品が次々と生まれていき、経済界からも注目されていました。日本でもそうした海外の商品が少しずつ輸入されていましたが、同時に日本人に合ったフェムテック商品が求められるようにもなりました。

新しい概念の商品市場を創出するには法規制のハードルも多く、それにまつわる要望が国や政治家のもとに多く寄せられるようになっていきました。２０２０年には自民党内にフェムテック振興議員連合が結成され、２０２１年には「すべての女性が輝く社会づくり本部・男女共同参画推進本部合同会議」が開催され、「女性活躍・男女共同参画の重点方針２０２１」が決定されたほか、「経済財政運営と改革の基本方針２０２１」、「成長戦略フォローアップ」が閣議決定され、フェムテック推進が掲げられました。厚生労働省、経済産業省もフェムテックという言葉を使って女性の健康増進を図る政策へと舵を切ったのです。

フェムテック議連が発足した２０２０年は「フェムテック元年」と呼ばれています。翌２０２１年には月経カップや吸水ショーツが大手企業から発売され、その年の新語・流行語大賞にノミネートされました。「フェムテック」という言葉がさらに勢いを増してきたといえます。

フェムテック市場の可能性

女性特有の健康課題の解決が、個人で取り組むのではなく社会全体でサポートしていくという流れになったことこそが、フェムテック市場に勢いをつけました。

生理に伴う不快な症状が仕事に与える影響は？ (複数回答) (n=1956)

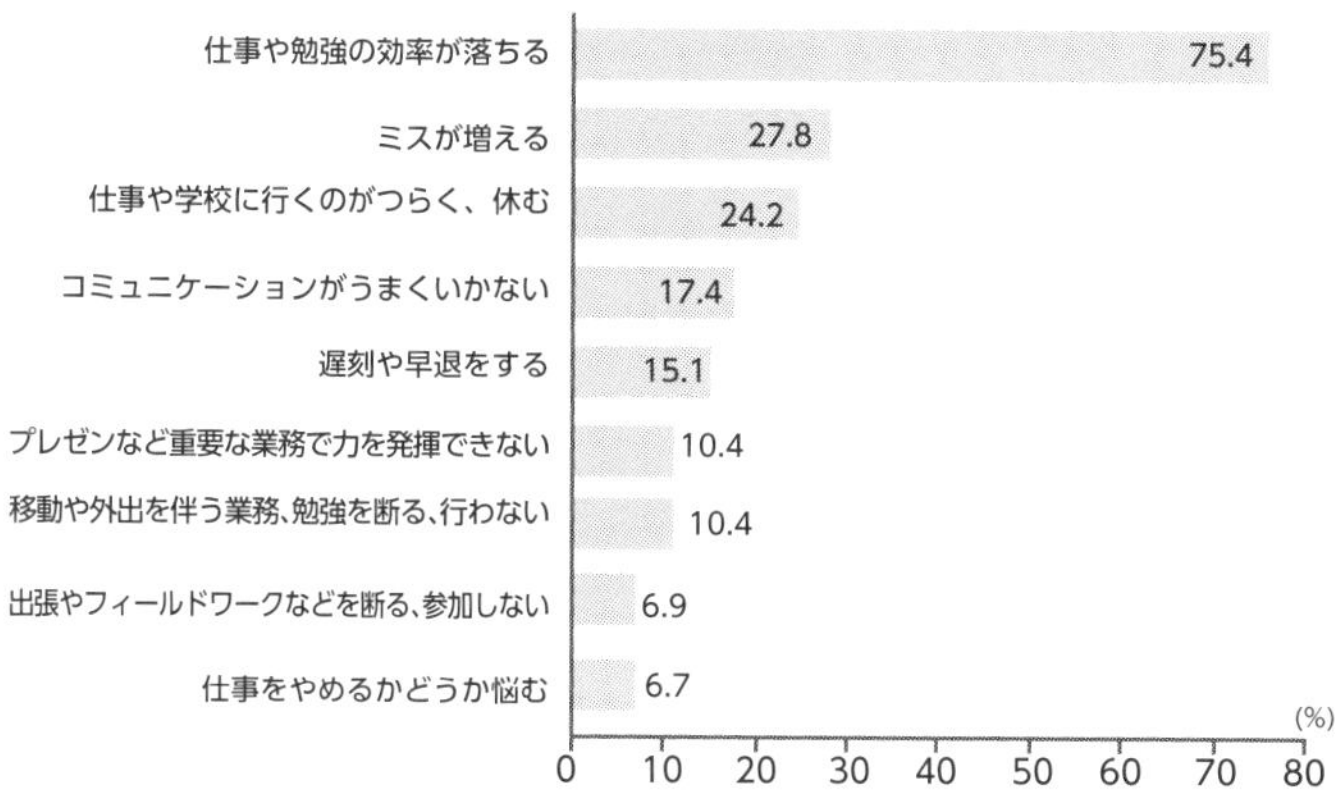

生理の影響による仕事の出来具合いについて

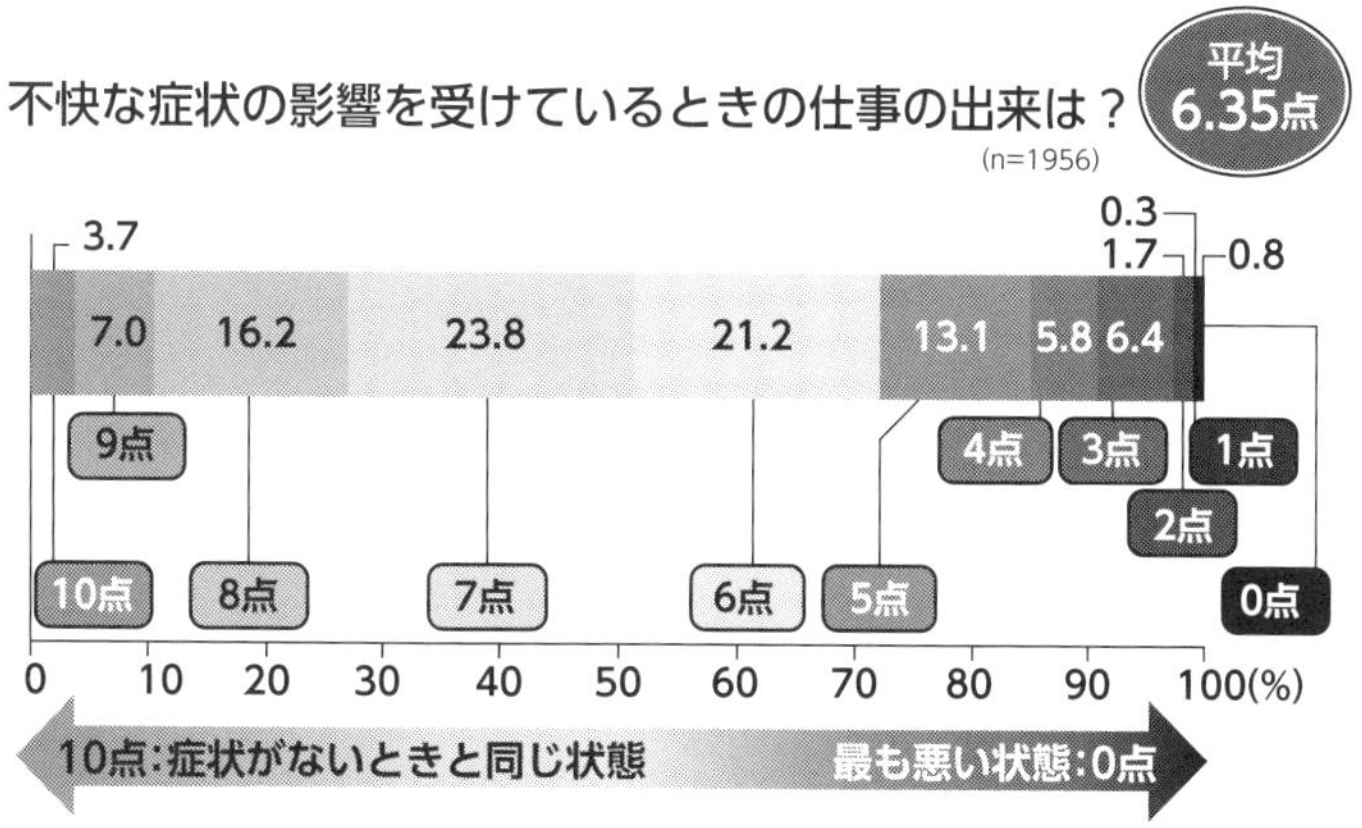

出典：日経 BP が行った実態調査結果

月経による不調や更年期症状などの軽減のために、フェムテック商品やサービスを利用することで、どの程度の経済効果があるかを大手調査機関が発表し、注目を集めました。実はフェムテック元年とされる２０２０年よりも前から、女性の仕事のパフォーマンスが月経の不調や更年期症状などによってどの程度低下しているかなどの調査は少しずつ報道もされていたのですが、当時はあまり注目を浴びていませんでした。しかし、フェムテックという言葉が生まれ、国の後押しを受けるようになって以降、改めてそうした数字が注目を浴び、さらに経済効果の試算もされるようになったのです。すると、以下に挙げるように、フェムテック商品・サービスが経済に与えるインパクトはとても大きいものであると、多くの人が知ることとなりました。

○月経分野　約２４００億円

今後、フェムテック商品・サービスの普及が進み、活用されると月経随伴症状で治療など適切な対応を取ってこなかった女性が約60％から30％に低下することで、パフォーマンス低下に伴う損失額約４９００億円が半減するという仮説・試算によるものです

（出典：日立コンサルティングが作成した「働き方、暮らし方の変化のあり方が将来の日本経済に与える効果と課題に関する調査報告書」）。月経随伴症状の場合、市販の鎮痛薬を飲んでいる人もいるため、「何も対処していない」という人は更年期症状に比べて少ないものの、この調査では月経困難症で約45％、月経前症候群で63％の人は何も対応していないといいます。

国連が発表している「避妊法選択２０１９」によると、欧米では低用量ピルの服用率が約30％と高く、月経随伴症状が改善している人は多いのですが、日本での低用量ピルの服用率は２・９％にも届かないほどです。産婦人科医としては、低用量ピルの服用によって症状が軽減し、仕事やその他の活動のパフォーマンスの低下も防ぐことができると期待しています。

○妊娠・不妊分野　約３０００～５０００億円

フェムテック商品・サービスの普及が進み、活用されることで不妊治療に伴う負荷が軽減され、治療と仕事の両立を諦める女性の数が30～50％減少するという仮説・試算

（前記報告書）によるものです。これにより、不妊治療に伴う離職や、雇用形態の変更、両立ができないための治療中断が減り、不妊治療の実施数が増え（年間２％増）、さらに治療が早期に行える（平均1年程度早まる）という良い影響が考えられるといいます。そうしたことから、約３０００～５０００億円という数字が導き出されたそうです。不妊治療の実施増と早期実施によって出生数も年間で約１・２～１・７万人増え、少子化対策としても貢献できるという試算です。

○更年期分野　約１・３兆円

更年期症状に対しても、フェムテック商品・サービスの普及が進み、活用されることで適切な治療などを行ってこなかった女性が約60％から30％まで減ることで、意に沿わない退職や勤務形態変更などが半減すると推測されています。これらの試算によって、正規雇用者は約16万人増え、女性管理職比率は課長相当職で０・７％増え、労働力不足にも貢献できるわけです。

日本医療政策機構がまとめた２０１６年の調査報告によれば、乳がん、子宮頸がんな

フェムケア＆フェムテック（消費財・サービス）市場規模推移

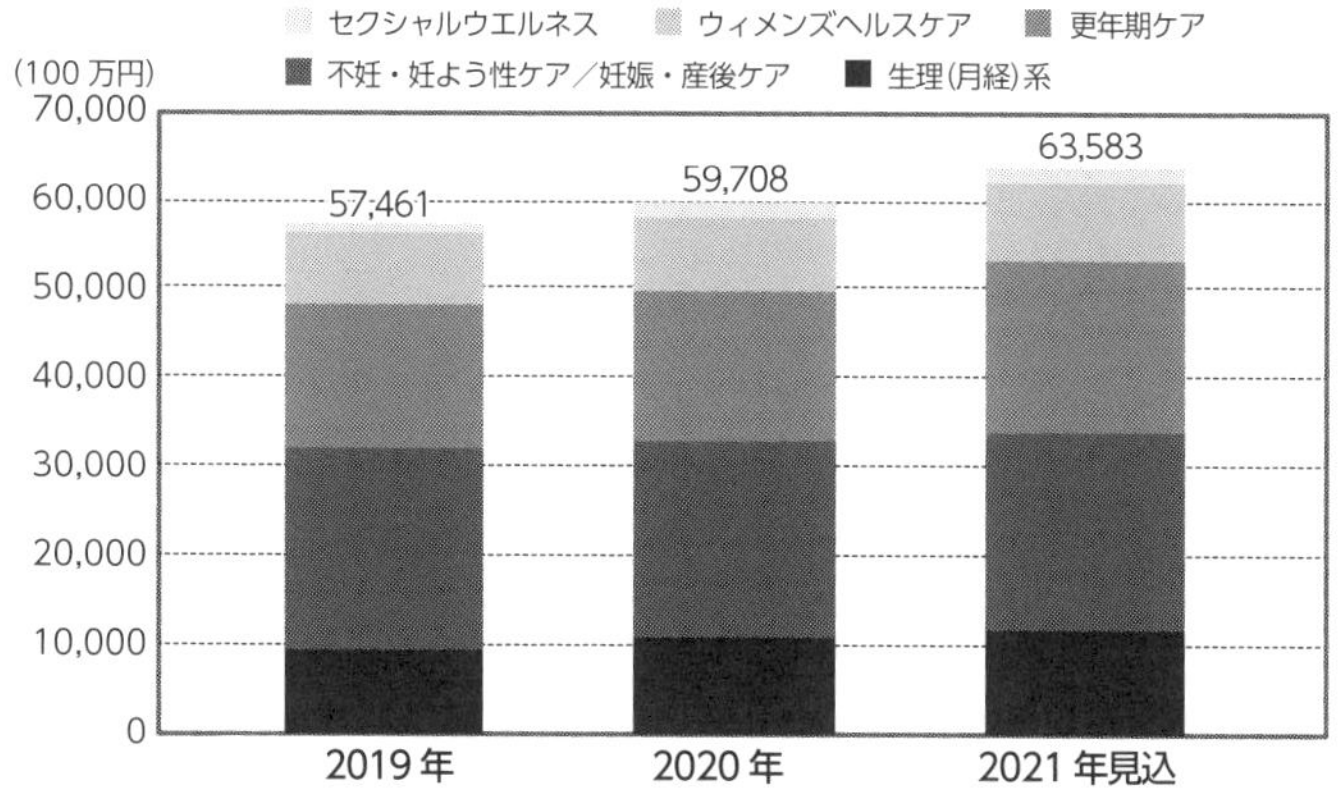

出典：矢野経済研究所「フェムケア＆フェムテック市場に関する調査」

どの婦人科系疾患にプラスして更年期に関する問題の影響も含めると、医療費（年間1・42兆円）と生産性損失（同4・95兆円）を合わせて、年間6・37兆円の影響を与えていると試算されています。年代、カテゴリーを問わず、女性特有の疾患はつらい症状、トラブル、不快な症状と隣り合わせである実態を示しています。

　こうした数字はフェムテック市場が大きなビジネスチャンスを秘める証ともなり、これまでは市場の様子をうかがっていたフェムテック関連企業への資金調達も盛んになってきました。金融市場の後押しも加わって、フェムテックは市場拡大の機運がますます高まっています。

玉石混淆の商品・サービス

注目されるフェムテック市場にはさまざまな企業が参入し、次々と新商品が生まれています。しかし現在の商品・サービスのなかには本当に優れた信頼性のおけるものもあるのですが、この機に乗じているような商品やサービスが紛れ込んでいるのも事実です。逆に実は優れたものでありながら、エビデンスやデータの裏付けが不足しているために、そうは受け取られていないものもあります。市場の定義もなければルールもない状態で、消費者にここから選んで使ってとはいい難いものがあります。せっかく市場拡大の機運が芽生え、商品やサービスが出始め、国や産業界の後押しも受けられるところまできているのですから、この流れを止めてはいけません。産婦人科医としても、やっと女性の健康課題に社会全体が関心をもってくれる時代になったのかと期待を寄せているところで、その流れを元に戻してしまうことは避けたいと考えています。

これからは国も産業界も一緒になって定義を固め、ルールづくりをしていくことになることは間違いありません。しかしそれが一部の人たちだけの間で密室的に行われるようであれば、なんらかのルールが定められたとしても一般にまで広がらず、限定的な市場にとどまってしまうと思われます。ここからしばらくの間の動きが、フェムテック市場の今後を大きく左右するといえます。

私は、産婦人科クリニックで生まれ育ち、その後も産婦人科医として多くの女性の体と心に向き合ってきました。まだ医学生だった頃、幼少期から続けてきた水泳や、インストラクターの資格も取得したダイビングに励むなかで、スポーツを楽しむには医療知識が必要であることを実感しました。このときの経験が、医学に何か別のことをかけ合わせるという考えをもつ土台となったと思っています。

経済学の考え方のなかに「既存値×既存値＝ダイバーシティ」という言葉があります。これは既存のものと既存のものをかけ合わせることで新しいことを創造できるという考え方です。特にこの既存値と既存値が遠ければ遠いほど新しいものを生み出せるという概念です。

私はこの考え方を産婦人科の医療でも応用できないかと考えました。産婦人科の現場では剃毛は日常茶飯事的に行われています。「脱毛を行いたいけれど、どこに行ったらいいか分からない、街中のよく知らないサロンで大丈夫なのかしら？」と患者さんから聞かれたことがきっかけとなり、剃毛に慣れた看護師が行う医療脱毛なら、そうした不安をもつ患者さんも安心できるのではないかと思い、医療脱毛を始めました。サロンなどでは平らなベッドで行っている脱毛を産婦人科特有の内診台を用いることにより施術も行いやすく、深い部分まできれいに脱毛することができ、さらに痛みも軽減できます。これは既存値×既存値の考え方でいうと「産婦人科医療×脱毛」で非常に有用な方法であったと考えています。

また大学病院勤務時からの患者さんの診察も開業後続けて行ってきました。だんだん病気が進みクリニックに通うのが難しくなってきた患者さんからは、訪問診療をしてほしいと希望されるようになってきました。おそらく産婦人科医の訪問診療はほとんど行われていないと思います。それでも患者さんの希望には応えたいと、看護師、薬剤師、リハビリのための理学療法士らとチームを組み、婦人科疾患に特化した訪問診療を始めました。これは「産婦人科医療×訪問診療」により新しい価値を生み出したといえます。

日本に月経カップが入ってきて以来、私のクリニックにも、月経カップが取れなくなったと受診してくる患者さんが増えました。取れなくなったまま長期間放置していると、トキシックショック症候群（TSS:Toxic Shock Syndrome)になる恐れがあり、すぐに取り除く処置が必要です。

トキシックショック症候群とは黄色ブドウ球菌の産生する毒素が原因で起こる急性疾患のことです。

その後、患者さんからもこの商品は使ってもよいでしょうか?といった質問を投げかけられることが増え、フェムテック商品が少しずつ一般にも普及し始めていることを実感しました。

このようにフェムテック商品やサービスを利用したときに、必ず医療が必要になる場面はあります。エビデンスがないからと切り捨てるのではなく、医療と結びつくことで今までは手が届かなかったところに手が届くようになる可能性があると感じたのです。

医療者もフェムテックについて学ぶとともに、フェムテック商品やサービスを開発する人、利用する人にも女性が直面している健康課題、ヘルスケアの課題を正しく知ってもらいたいと考えています。そのうえで必要な商品やサービスが生まれていくことが、フェムテック市場のさらなる成長につながると考えています。

第 2 章

なぜ日本では女性の健康課題は
タブー視されるのか？

産婦人科医から見た
「フェムテック」の現状と問題点

女性の特有の健康・ヘルスケアの課題をまずは理解する

フェムテック市場が玉石混淆となっているのは、前提となる女性の体の変化について理解できていないケースも多々あります。

フェムテック商品やサービスを開発、販売する人にも、企業の福利厚生にフェムテックを取れ入れようとしている人にも、まずは女性の健康について正しく知ることから始めてほしいと思います。それによって女性がいつどんなことに困っているのかが理解でき、企業としてはどうサポートすれば良いか、社会全体でどうサポートすれば良いか、さらにはどこにビジネスチャンスがあるのかという考察につながるからです。

妊娠・出産をする体をもつ女性は、そのためにライフステージによってさまざまな健康課題が生まれます。大まかな流れとしては共通していますが、それぞれの症状には大きな個人差があり、人によってはとてもつらい症状でも、また別の人にとってはまったく気にならない程の軽微な症状でもあります。また、とてもつらいのに言い出せずに我慢をしている人が多くいることを忘れてはいけません。「言ってくれなければ分からない」ではなく、言いやすい環境をつくるために、まずは知ること、理解することからです。

○体のリズムをつくるのはホルモン

女性の体が男性の体と大きく異なっているのは、性ホルモンの大きな動きがあることです。男性の性ホルモンは日々の変動も年齢による変動も緩やかなものですが、女性の場合はダイナミックな動きをするため

毎月のホルモンの変化

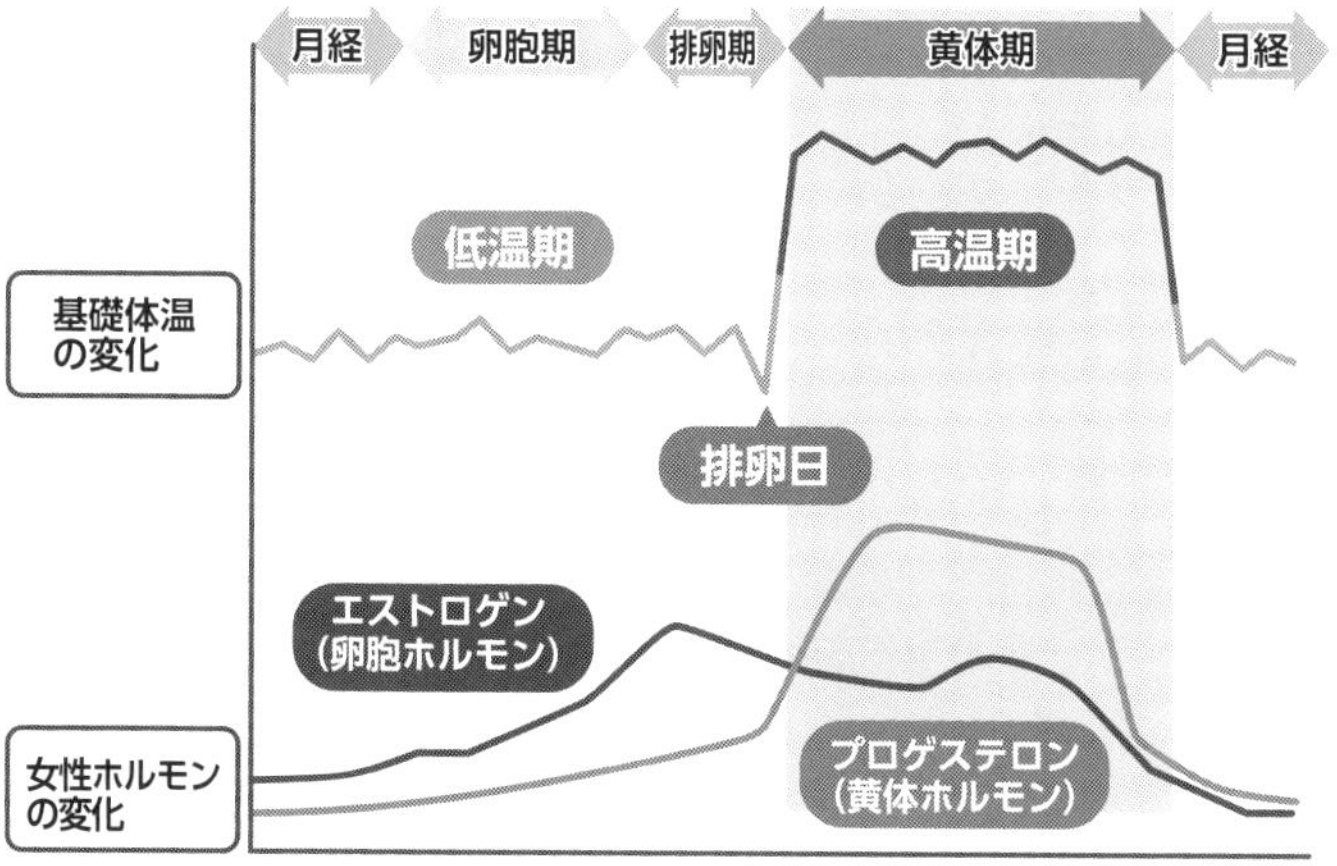

出典：大正製薬「痛みに効くコラム」

女性ホルモン量の変化

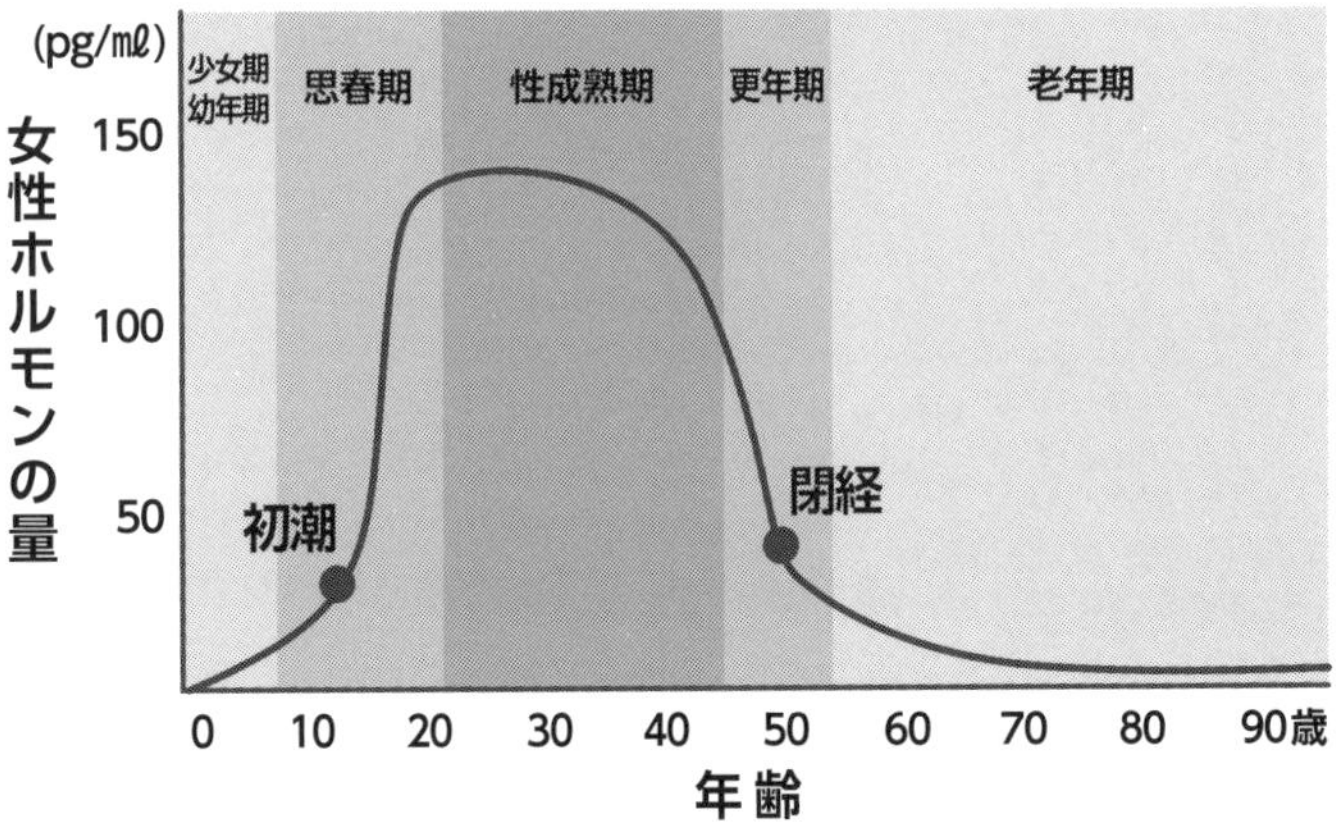

出典：TENGA HEALTHCARE「女性ホルモンの基礎知識」

妊娠中のホルモンの変化

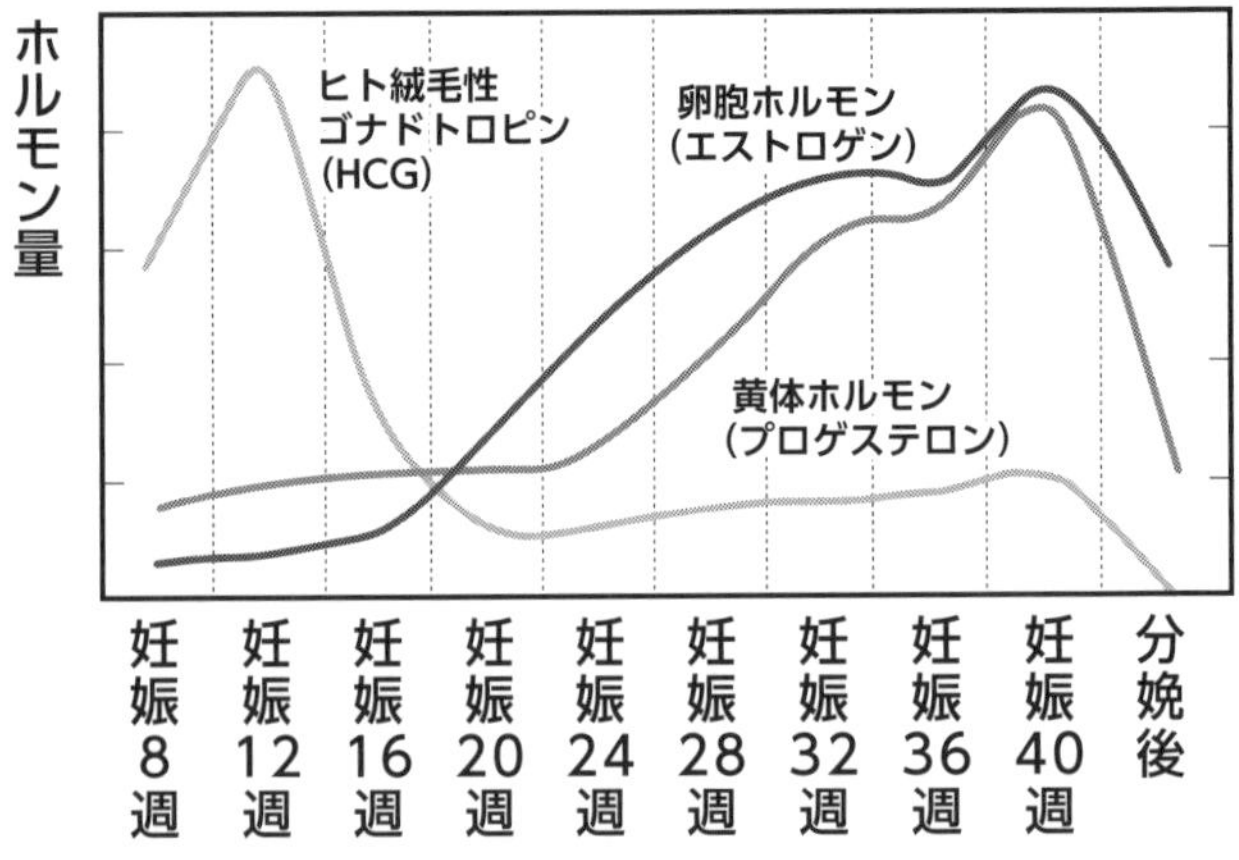

出典：スキナベーブ「ママきれい」

に、心身にとても大きな影響を及ぼしています。
詳細はともかく多くの男性は、女性が月に一度、生理があるという事実は知っているはずです。生理を医学的には月経といいます。日常的に使われるのは生理ですが、医学的には月経ということから、フェムテック関連にも月経という言葉が多く使われているため、ここでは月経という言葉を主に使っていきます。

ホルモンの変化は、月経を起こすために約28日周期で起きているものと、人生を通した大きなものの2つがあります。さらに妊娠・出産があればそこでも劇的なホルモン変化が起きています。

それぞれのホルモン変化が女性の体にどんな影響を与えているかを考えてみます。

○毎月の月経に伴う問題

月経は女性が妊娠・出産できるように体を整える現象です。

妊娠が不成立だった場合は子宮の内膜や細胞組織も含んだ月経血を1回あたり20〜１４０㎖排出しています。約1週間を掛けて、子宮は収縮を、繰り返しながら内容物を出そうとしていて、月経痛または生理痛と呼ばれるのは子宮収縮による痛みです。

この期間は出血しているだけでなく、倦怠感や頭痛の症状、胃腸の働きが悪くなることによって下痢や便秘を伴ったりすることもあります。これだけの量の出血を伴うことから貧血気味になる人も少なくありません。当然、精神的にも影響が出ますから、イライラしたり憂鬱になったりもします。こうした症状のほかにも、生理用品を交換するため頻繁にトイレに立たなければいけませんから、仕事はそのたびに中断せざるを得ません。経済産業省の試算では、18歳から49歳までの働く女性の94％が仕事のパフォーマンスに影響があると答え、45％はパフォーマンスが半分以下になると答えています。

月経が始まる3～10日前には月経前症候群（ＰＭＳ:Premenstrual Syndrome）といわれる症状に悩まされる人も少なくありません。月経の3～10日前の期間です。この時期のホルモンの変動を見てみると、2種のホルモンが両方とも大きく動いているのが分かります。ホルモンの変動に体も心もついていかないという状況になりやすくなるのです。

体の症状としてはむくみ、体重増加、乳房の張り、頭痛、腹痛、腰痛、便秘・下痢などがあり、心の症状としてはイライラ、落ち込みやすい、怒りっぽくなる、不安になる、疲れやすくなる、やる気が出なくなる、集中力が低下するなど、個人差はありますがいろいろな症状に悩まされます。

スポーツ選手や受験生にとっても、大事な大会や試験当日に月経期間が重なってしまうと、日頃の努力の成果を発揮することができない可能性があります。

月経期間が重なって体調不良になることも問題ですが、月経予定日が近くなれば生理用品を持ち歩くことも必要になります。出張や旅行など宿泊を伴うようなときはかさばる生理用品を多く持参しなければなりませんし、予定よりも早く月経がやってきたときに生理用品を持ち合わせていないと慌ててしまいます。

月経は、妊娠中と授乳期間中には起こりません。出産回数が多かった時代は、女性の生涯月経回数は50〜１００回くらいだったのですが、出産回数が激減した現代においてはその10倍の約４５０〜５００回もの月経を経験するといわれています。

このように女性の心身はめまぐるしく変化するため、月経痛、月経前症候群だけではなく、子宮内膜症、子宮腺筋症、子宮筋腫などの婦人科系疾患につながるケースも増えています。月経痛がひどい場合のことを月経困難症と呼んでいますが、そのなかには特に原因と病気が見当たらないケースと、このような病気が原因となっているケースがあります。

月経痛がひどい人のなかには婦人科系疾患を発症している人もいますが、鎮痛剤で紛らわしているような人も少なくありません。しかし、病気をそのままにしていると、症状がさらに悪化するだけでなく、不妊につながる恐れがあります。

月経痛がつらいという段階で改善につなげられる行動ができていれば不妊で悩む人を減らすことができます。にもかかわらず、症状を放置している人が多いことは、産婦人科医としてはとても心が痛みます。

フェムテック関連商品・サービスのなかには「おりもの」という言葉もしばしば含まれます。男性にとってはなじみがないと思います。おりものとは子宮や膣からの分泌液のことです。膣から細菌が入るのを防ぐための自浄作用があったり、精子が子宮内にスムーズにたどり着くための助けをしたりするもので、月経周期によって量や性状も変化しています。この量がとても多かったり、臭いが強くなったりすると、女性にとっては不快の基になります。

それが腟炎や性感染症などの病気であるときは治療をします。しかし必ずしも病気ではないのに、量が多い、臭いが気になるというケースも多く、医学的には問題ありませんが、それで困っているのなら解消する方法を見つけたいと考えています。

○妊娠・出産に伴う問題

妊娠15週頃までは胎盤が完成しておらず流産する可能性もあり、一般的に安定期といわれるのは妊娠16週です。妊娠が分かってすぐの頃からつわりが始まったり、初期に出血が見られて安静が必要になったりすることがあります。つわりの症状は人それぞれですが、ひどいと水も飲めなくなり、点滴が必要になる場合もあるため、働く女性は時短勤務や休暇が必要です。また、出血が見られた場合、すべてが流産につながるわけではありませんが、切迫流産として安静のために休暇が必要になることもあります。

安定期に入ると大きなおなかを抱えて動きにくくなるだけでなく、子宮が体内のいろいろなところを圧迫することで動悸・息切れ、腰痛、頻尿・便秘などの症状が増えてきます。また、妊娠中も月経があるときとは異なるホルモン状態になるため、心も不安定になりやすくなっています。早産の兆候が見られるときには切迫早産として安静が必要になることがあります。さらには妊娠高血圧症候群、妊娠糖尿病といった妊娠中特有の病気になることもあります。症状の程度や胎児の発育具合によっては休暇が必要になる場合もあります。

このように妊娠中は母体、胎児それぞれの経過があり、それまで順調に過ごしていても突発的に異常が起こることがあり、急な休職もあり得ます。心身に負担のない業務であることは不可欠ですが、そうしたトラブルも妊婦さんの過ごし方が原因とは限らないので、理解が必要です。

◯産後の問題

出産後は妊娠を維持してきたホルモンの分泌が急になくなり、毎月のホルモン分泌に戻ります。出産という大仕事を終えたばかりで、ホルモンの劇的な変化により、産後は交通事故にも例えられるほど心身に負担の掛かる時期ともいえます。

体が元の状態に戻るまでは6～8週間ほど掛かるとされており、24時間対応が必要な新生児の世話をしつつも、自らの体の回復にも努めなければなりません。

最近はこの時期のうつ病が社会問題化しており、経済協力開発機構（OECD）の調査によると先進各国でコロナ禍によって2～3倍に増え、2021年には国内でも倍増したという報告もあります。なかなか外に出掛けにくく、不安や悩み事を相談しにくいこの時期のサポートは家族だけでなく、社会にも求められています。

○不妊治療の問題

晩婚化が進む一方で、不妊治療の進化により、2019年には誕生する赤ちゃんの14・3人に1人が不妊治療によって生まれています（厚生労働省の調べ）。不妊を心配したことがある夫婦は35％にも上り、実際に不妊の検査や治療を受けたことがある、または現在受けている夫婦は18・2％で5・5組に1組の割合になります。もはや不妊治療は限られた人たちのものではなくなってきました。

仕事と治療の両立が難しいと感じる内容（両立中・両立経験者）

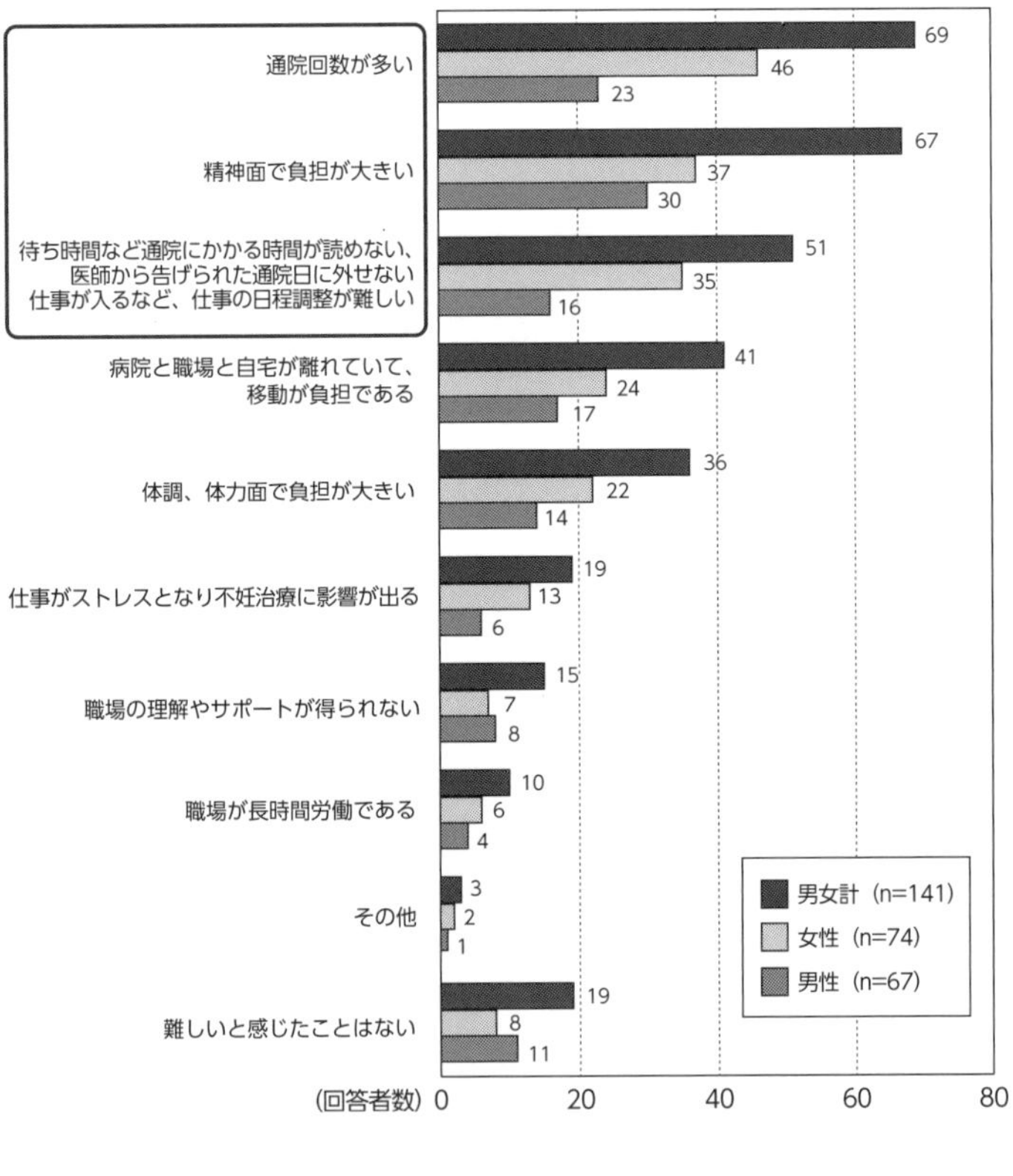

出典:平成29年度厚生労働省「不妊治療と仕事の両立に係る諸問題についての総合的調査」

しかし、経済産業省の試算では仕事と不妊治療の両立ができていない人、またはできていなかったとする人は34・7％で、不妊治療経験者の23％は離職、さらに10％が雇用形態を変更しています。また厚生労働省による平成29年度（2017年）「不妊治療と仕事の両立に係る諸問題についての総合的調査」によれば、仕事の両立ができなかった理由の1位が「通院回数が多いため」、2位が「精神面で負担が大きいため」、3位が「待ち時間など通院にかかる時間が読めない、医師から告げられた通院日に外せない仕事が入るなど、仕事の日程調整が難しいため」、さらに「病院と職場と自宅が離れていて、移動が負担であるため」、「体調・体力面で負担が大きいため」、「仕事がストレスとなり不妊治療に影響が出るため」と続いています。不妊治療に補助制度ができたとはいえ高額の費用が掛かりますから、これまで仕事をしていた人はできれば辞めたくないのが本音です。

不妊治療の第一歩はタイミング療法と呼ばれるものです。超音波検査で卵巣内の卵胞の大きさを測定したり、血液中のホルモン値を測定したりすることで排卵日をほぼ正確に予測し、そのタイミングで性交をするように指導するという治療法です。それで結果が表れないときには、人工授精（ＡＩＨ:Artificial Insemination of Husband）といって、夫の精子を子宮内に注入し、精子が子宮内に侵入することを助けます。これもまた、通院によって排卵日を予測したうえで人工授精の当日も病院に行かなければなりません。ここまでは一般不妊治療と呼ばれている治療です。それでも妊娠できなかったり、精子の状態が良くなかったり、年齢が高かったりする場合は高度治療を行います。

高度治療というのは、まずは体外受精です。排卵誘発剤によって卵胞を成熟させますが、このときホルモン剤を使うため副作用として倦怠感や吐き気などが起きる人もいます。卵胞が成熟したら、膣から針を入れて卵巣からその卵胞を取り出します。取り出す際は麻酔を掛けることもあります。麻酔を受けた人は2時間程度安静に過ごしてから帰宅します。採卵後シャーレの中で精子と受精させ、採卵から2〜3日後または5〜6日後に分割した受精卵を子宮内に戻します。もちろんこのときも受診が必要です。受精卵が残っていれば凍結保存することもあります。そのときに妊娠に至らなければ、次の機会に凍結しておいた受精卵を使います。精子の動きが悪い場合は、顕微鏡下で精子を直接卵子に注入して受精させる顕微授精という方法が行われます。

一度の体外受精だけでもこれだけのことが行われ、女性は心身に負担を掛けながら、仕事を調整していくのは大変なことです。体外受精や顕微授精での妊娠率は年齢によっても異なるものの、３割程度です。一度だけではなく何度も繰り返すことが少なくありません。また、妊娠に至っても初期の段階で流産してしまうこともあります。その場合はさらに心身へのダメージも大きくなります。不妊治療がこんなふうに行われていることを、フェムテックに関わる人には正しく理解してもらいたいと思います。

○更年期の問題

更年期とは、閉経（月経がなくなること）を中心に前後5年間、合計で10年間にわたる期間のことをいいます。閉経は1年間月経がない状態のことなので、実際はその期間を過ぎてみて初めてあのときが閉経だったと分かります。閉経時期も人それぞれで50歳前後が平均ですが、40代前半と早い時期に閉経する人もいれば、50代後半まで月経が続く人もいます。

生涯のホルモンの変化で分かるように、女性ホルモン（エストロゲン、プロゲステロン）の分泌量は20～30代でピークを迎え、その後緩やかに減少したあと、更年期になるとさらに一気に減少します。女性ホルモンが減少するということは、毎月のサイクルも乱れてきますから、当然、月経は不規則になり、経血の量が予想外に多いということもしばしばあります。

急激なホルモンの減少により、月経周期の乱れのほかにさまざまな不快な症状が起きてきます。ホットフラッシュと呼ばれる顔のほてり、のぼせ、発汗、動悸、めまい、気分の落ち込み、イライラなど心身に症状が表れます。この年代のほとんどの人がなんらかの症状を自覚し、半数近くは仕事のパフォーマンスに影響が出て、そのために離職した人が17％、昇進辞退が50％とキャリアに大きな影響を与えています。見た目の症状がなくても、集中力が低下したりミスが増えたりすると感じている人も少なくありません。症状の名前を見ればそんなに深刻なものではない印象を与えがちですが、離職や昇進辞退にまでつながるほど程度がひどくなることも少なくありません。

女性の社会進出が進み、女性も管理職に就くようになりましたが、更年期はちょうど昇進時期に重なります。なかには親の介護が始まっている人もいます。体の大きな変化と仕事や家庭での変化が重なる時期でもあるのです。妊娠・出産、子育てを乗り越えて仕事を続けてきたのに、更年期になってどうにも続けられなくなる人がこんなに多いとは、想像以上です。

○婦人科系疾患の問題

月経困難症のなかには子宮内膜症、子宮腺筋症、子宮筋腫などの病気に至っているものもあります。単独の場合もありますが、複数の病気が重なっていることもあります。これらはひどい月経痛や過多月経（経血量がとても多い）が特徴です。月経期間が通常よりも長くなることもあります。鎮痛剤が効かず、長時間対応の生理用品でももたない、さらには貧血がひどくなったり、痛みが下腹部以外にも広がったりします。月経期間以外にも下腹部や腰が痛むという症状もあります。

そのほか、婦人科特有の疾患というと乳がん、子宮頸がん、子宮体がん、卵巣がんで

生涯にわたる女性の健康課題とフェムテック適用分野

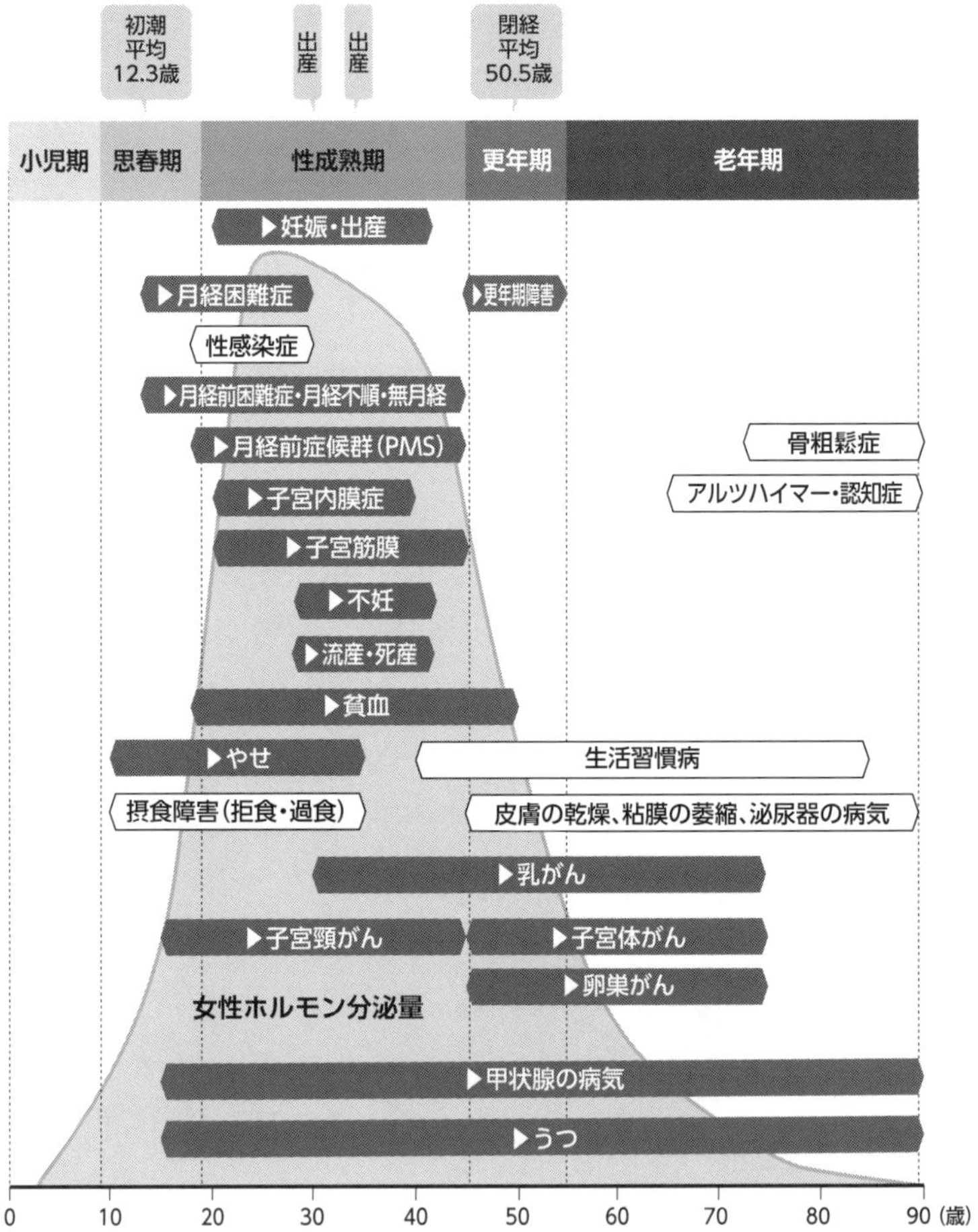

出典：厚生労働省「働く女性の健康応援サイト」

す。大手の企業では健康診断が定期的に行われていますが、中小企業や非正規で働いている人などはがん検診の受診率も低くなっています。厚生労働省の２０１９年の調査では乳がんの検診受診率は50～69歳の女性で約40％、子宮頸がんも20～69歳の女性で約40％と低くなっています。こうした病気は早期の発見が重要ですから、職場でも定期的に検診を受けやすくすることが必要です。

これまでの「フェムテック」

日本ほどではありませんが、月経などの話題を人前でするのは欧米などでもタブー視されていました。ただ、ビジネスの場面で日本よりもずっと早く女性が活躍していた欧米では、フェムテックをキーワードに市場が拡大していきました。欧米ではフェムテックという言葉が生まれた２０１２年からすぐにフェムテック関連企業への投資が盛んになってきました。特にアメリカでは２０１８年には日本円にして約５４０億円の資金調達がなされ、２０２５年に世界で5兆円規模の市場になると予測されました（米・リサーチ会社CB INSIGHTS)。日本では２０２０年が「フェムテック元年」といわれた年ですから、日本よりも10年早く、フェムテック振興の動きは始まっていました。

フェムテックを象徴する商品というと、月経カップと経血を吸収する吸水ショーツがツートップですが、月経カップは１９３７年にアメリカのレオナ・カルマーズという女性によって商業的に販売し、さらにはアメリカで特許も得ました。フェムテック産業に資金が流入するようになってからは素材改良が進み、医療用シリコン製のものができました。その後欧米では多くの企業が手掛けるようになり、急速に世界に広まっていきます。吸水ショーツは、２０１３年に専用ブランドが生まれたのが先駆けとなり、次々に商品が生まれました。

一方、日本では１９９９年に携帯電話からインターネットに接続できるようになり、さまざまなコンテンツが生まれました。２０００年にはエムティーアイから月経管理アプリ「ルナルナ」の前身である「ルーナ」というコンテンツがサービスを開始しました。当初は有料会員向けのサービスで２００９年には会員が１００万人を突破し、

２０１０年にはスマートフォンが普及したことに伴い、一部の機能が無料開放されたことでさらにユーザー数を伸ばしていきました。

そしてルナルナが20周年を迎えた２０２０年、リブランディングを行い、フェムテックサービスであることが位置づけられました。

フェムテック関連商品のなかでは認知度の比較的高い月経カップは、アメリカ製のものがインターネットを通して２００８年頃から一部の間では知られるようになっていましたが、日本製のものが販売されたのは２０１７年のことです。その後２０１９年頃から一部のドラッグストアでも販売されるようになり、２０２１年４月には国内の生理用品大手であるユニ・チャームから発売されたことでドラッグストアの店頭でも扱われることが増えてはきました。しかし、すべてのドラッグストアで取り扱われているわけではなく、スーパーマーケットやコンビニエンスストアではまだあまり売られていないのが現実です。

生理用ナプキンやタンポンなどを使わなくてもショーツ自体が経血を吸収する吸水ショーツはアメリカで２０１４年頃から作られるようになりました。個人輸入の一環として日本にも少しずつ入り始め、その後少しずつ国内でも製造販売されてはいましたがなかなか認知はされず、ユニクロから「エアリズム　吸水サニタリーショーツ」が２０２１年９月に発売されたことで、商品として急速な広がりを見せました。

月経カップ、吸水ショーツが相次いで大手企業から発売されたことで、ようやくこれらがフェムテックとして広がり始めるきっかけとなりました。以降、商品は知っているが、フェムテックについては知らないという層への周知のために、雑誌やインターネットでは多く特集が組まれるようになります。特集記事で、月経管理以外の不妊・更年期関連のアプリ、セクシャルウエルネス関連のプレジャートイなどを併せて紹介することで、少しずつフェムテック市場の存在が知られるようになったのです。

同時にフェムテックと冠をつけた関連商品も急激に増え、ようやくフェムテックを知るようになった一般消費者にとっては、結局、何がフェムテックなのかと混乱を招いているというのが、私から見た現在のフェムテック市場です。

日本でフェムテックの問題点が商品が玉石混淆であること対して、フェムテック先進国のアメリカではＦＤＡ（食品医薬品局）が女性に向けての臨床試験などを積極的に行っていこうという方針を示し、新しいカテゴリーの商品やサービスについても検証を進めていました。資金調達の流れとともに、こうした国の姿勢もまた、フェムテックが大きな産業として成長するカギとなったといえます。

「フェムテック」と産婦人科医療

女性自身にもそんなタブーが身についてしまっているためか、これまで産婦人科の受診は敷居が高いものでした。風邪かなと思ったら内科を受診するように、月経痛がつらいなと思ったら気兼ねなく産婦人科を受診してもらいたいのです。

産婦人科受診にためらいがある理由はいろいろと考えられます。たくさんの患者さんと話をするなかで、いちばん多いのは内診台が不安という意見です。

内診台というのは椅子の形をした診察台に両脚を乗せる支えがついた診療台のことをいいます。現在は普通に椅子に腰を掛けると自動的に椅子が回転し、脚を支える部分が移動して診察を受けやすい体勢になるというものが多くなっていますし、診察室なども以前と比べるとずっとプライバシーは確保されています。

月経の悩みは初潮があれば誰にでも起こり得るもので、産婦人科医としては風邪のように一般的な症状ですが、患者さんに聞いてみると若いのに産婦人科なんて妊娠でもしているのかと思われそうで嫌と言います。また、月経痛改善のために低用量ピルを処方している患者さんは、避妊薬をもらいにくるなんて性に奔放な人のように思われそうで不安だったと言っています。日常の健康管理に過ぎないのに、隠されたものであったために安易に興味本位の性と結びつけられるというイメージが女性自身にも根強いのです。産婦人科に一歩足を踏み入れてもらえば、そんなことを思う医師やスタッフはいません。一昔前には古い価値観をもつ医師も存在していましたが、コンプライアンスの進んだ現在では、それを口にする医師はおそらくいないはずです。

そういうわけで、なかなかハードルが高いと思われる産婦人科では、妊娠・出産のサポートだけではなく、若年層から更年期までの月経に関するトラブル、不妊治療、更年期症状への対応、婦人科系疾患の治療を主に担っています。まだ定義はあいまいながらもフェムテックがその領域としているエリアです。

月経カップが取れなくなったといって受診してくる人がいるように、フェムテック商品やサービスの先には医療のサポートが必要です。なかなか産婦人科を受診しにくいという人たちには、フェムテックを足掛かりに、本当に必要なときに受診につながる道筋ができるとよいと願います。

日本の医療制度と「フェムテック」

アメリカでは日本よりも10年早くフェムテック市場が動き始めています。ビジネス業界との連携がいち早く行われ、早い段階から国のサポートも入ったことが成長のカギとなっていました。ビジネスとの連携がすばやかったのは、アメリカの医療制度の特徴にもよると私は考えます。

アメリカは日本のように国民皆保険ではありません。民間医療保険はあるものの、それなりの医療を求める場合にはその分保険料も高くなり、医療保険によってはネットワーク内の病院しか保険が使えないケースもあります。どの医療機関でも誰もが3割負担で医療が受けられ（自由診療は除く）、手を伸ばせば医療機関がすぐ近くにある日本とは事情が異なります。アメリカでは医療機関との距離が遠い分だけ、医療に入る前の段階である病気予防やヘルスケアが充実しています。ですから、フェムテックは多くの人が求めているものを見事にカテゴライズすることに成功し、すぐに産業として動き始めたのだと思われます。

そう考えると、医療との距離が異なる日本で、アメリカとまったく同じフェムテック商品・サービスが受け入れられるのは難しいと考えられます。日本の状況に応じた独自のフェムテック商品・サービスの開発が求められるはずです。

第 3 章

拡大する市場を理解するには、「フェムテック」と「フェムケア」の分類・整理が必要

雑然とした「フェムテック」市場には分類が必要

フェムテック元年と呼ばれる2020年以降、フェムテックをうたう商品・サービスが続々と生まれています。従来の商品やサービスのなかにもフェムテックの概念の広まりを受けて、リブランディングが行われ、時流に沿った商品やサービスに生まれ変わったものも多くなりました。また、百貨店やショッピングモールなどでも、フェムテック商品・サービスを紹介する実店舗が期間限定ではありますがオープンし、展示会も次第に大規模なものになってきました。病気につながるものだけでなく、女性がこれまで人知れず抱えていた悩みに対して、真正面から取り組む流れになったのはとても歓迎すべきことです。

とはいえ、商品やサービスを紹介する実店舗や展示会なども、女性の体に対するタブーはいまだ完全には払拭されておらず、女性自身からもそうした場所に入りにくいという声が多く聞かれ、男性ならなおさら足を踏み入れにくい現状は変わりません。私が訪れた展示会のブースでも商品はあっても、それがなかなか消費者にまで届かないという声をたくさん聞きました。

また、私の患者さんをはじめ商品やサービスに関心をもっている女性たちに聞いてみると、実際に売り場に行っても、何も知らない状態で複数あるもののなかから何をどう選べばよいかさっぱり分からず、結局、購入せずに帰ってきてしまうといった声も多く聞かれました。販売側が届かないと考えているのに対して、消費者側は選ぶ材料がないと答えているのです。

本来であれば、国や官民のプロジェクトチームなどによって、なるべく早く誰にでも分かりやすいフェムテックの定義がなされるべきと考えます。おそらくは議論は進められている途上であるはずです。信頼性が高まるには時間が必要ですから、今すぐ信頼度を明示せよというのも無理のある話です。ただ、商品やサービスがこれだけ出てきている以上、定義づけや真正性の基準が整うのを待たずとも消費者が選択するためのある程度の目安はもたないといけません。現実に、症状に困っている人、悩んでいる人は存在しているのです。

「フェムテック」と「フェムケア」を区別して考える

産婦人科の医療の現場では明らかな病気である場合は治療し、病気に至らないものについては終診になることがほとんどです。しかし病気に至らなくても、なんらかの症状に悩んでいる人が多く、私はその人たちの悩みも解決できる診療を心掛けています。そうした状況を日々見ていると、現在、混沌とした状態であるフェムテック商品・サービスも、同じように分けて考えればよいのではないかという思いにたどり着きました。

フェムテックという言葉が広まっていく過程で、「フェムケア」という言葉も生まれました。女性を表す「Feminine」とケア「care」がかけ合わされた造語です。主に雑誌やインターネットで使われるようになったものですが、フェムテックに定義がないように、フェムケアにも定義は見られません。２つの言葉が併記されているなど、発信側も使い分けを意識していない様子が見受けられます。

私はこうした言葉が定義もなく共存していることを受け、医療で病気と未病に分けているように、テクノロジーとして信頼性の成立したものを「フェムテック」の商品やサービス、そうでないものを「フェムケア」の商品やサービスと区別することで、現段階の混沌とした市場を整理できるのではないかと考えます。

今後、国や関係機関によってルールづくりがされていくはずで、それが明確になってくればルールに則った開発がなされ、ルールに則って営業活動、販売がされていくはずです。

開発や販売をする側も、確かなデータやそれに基づく評価が行われない間は、それをあいまいにせず正直に示してほしいのです。そういった段階にあるものはフェムケア商品・サービスであると意識してもらいたいと思います。

例えばスキンケア商品には、「医薬品」「医薬部外品」「化粧品」の区別があります。

これらの言葉の意味を簡単に説明すると、医薬品には、医師の処方箋が必要な医療用医薬品と、薬局やドラッグストアで薬剤師や登録販売者のもとで購入できるＯＴＣ医薬品があります。

医薬部外品とは、厚生労働省が効果・効能として承認・認可した有効な成分が一定の濃度で配合されているものをいいます。「薬用化粧水」「薬用クリーム」「薬用シャンプー」などと表示されているものはここに分類されます。

化粧品は医薬品でも医薬部外品でもないもので、シミ・ソバカスを防ぐ、肌を整えるといった目的で作られたものです。消費者はこの表記によって使用用途に合った商品を選ぶことができます。

フェムテック関連商品でも本来、こうした区分は必要です。化粧品に類似するもの、例えばデリケートゾーンの洗浄剤などではすでに医薬部外品となっているものもありますが、そうではないものでフェムテック商品ということだけがアピールポイントになっているものもあります。このようなものが市場で増えていくと、消費者のほうも何を選んでよいか分からないということになりかねません。開発・販売側にはそうした位置づけの意識をもってもらいたいですし、消費者側もフェムテックという言葉だけでは判断しないと意識してもらいたいと考えます。

もちろん、スキンケア商品に医薬品を求めることもあれば、そこまでのものを求めないこともあるように、消費者のほうもフェムテック関連商品に確固とした信頼性を求めることもあれば、それほどまでのものは必要ないということもあります。そのときの状況によって使い分けるはずです。

こういうときに判断の基準があれば、せっかく売り場に足を運んだにもかかわらず、よく分からないから買わずに帰ってしまうという機会損失は少なくなるはずです。パッケージにフェムテック、フェムケアと示すことまでは求めずとも、開発・販売側、消費者の双方が、フェムテック商品・サービスには大きな意味での段階があることを意識することも大切だと思います。

「フェムケア」は医療からこぼれ落ちたものをすくい上げる貴重な存在

このように考えると、フェムテックが上位、フェムケアが下位という印象を与えてしまうかもしれませんが、決してそうではありません。医療の現場で、病気ではないもののそのままでは患者さんには不快な症状が残るというときの救世主となり得るのがフェムケアだからです。

診察の結果、病気ではなかった場合に病気ではないから様子を見てと帰してしまうのではなく、それを解決するにはこんなものもありますと医師もフェムケア商品を紹介できる社会がくるとよいと思います。とはいえフェムケア商品を紹介するにしても、患者さんの目的に沿ったものでなければいけません。開発意図や商品の詳細をはっきり示したものでなければならないのはいうまでもありません。

アプリ＝テクノロジーではない

今のところ雑多なフェムテック市場の整理をする場合、フェムテックの「テック」の意味から、真のフェムテックとはスマートフォンのアプリのように、テクノロジーを利用した商品・サービスだけを指すと考える人もいると思います。しかし、アプリといってもすでにたくさんのものが存在し、一般向けにアナウンスされているもののなかには、スマートフォン内での記録アプリ程度の機能しかないものもあり、現在のところは玉石混淆で、消費者にもその違いが分かりにくいのです。

アプリ＝テクノロジーという位置づけではなく、いかにその商品のなかに科学的な技術が用いられているかということで判断されるべきと考えます。アプリでも女性の健康やヘルスケアを扱ったものであれば一律にフェムテックと掲げることは、適正な市場拡大を妨げることになりかねません。アプリに関しては、個人情報がしっかり守られていることが消費者の信頼を得るための条件です。セキュリティーの精度もまた、いずれは明確な尺度が求められるようになるはずです。アプリの分野でも、開発・販売側はリテラシーをもって提供すべきですし、消費者のほうもフェムテック、フェムケアのような区分の目をもって選択することが必要であると考えます。

各分野での「フェムテック」と「フェムケア」

ここからは、現在、実際に販売・提供されている商品やサービスについて、産婦人科医としての立場から、分野別に「フェムテック」「フェムケア」の区分目安、可能性、課題について述べていきたいと思います。以下に挙げる商品群は個人的に勧めるものというわけではありません。しかし、日々、広がり続ける「フェムテック」「フェムケア」の範囲について、今後、少しでも関わりをもつ可能性のある人たちは把握しておく必要があり、少しでも未来へのヒントとしてもらえればと思っています。

◯月経関連

月経関連として欠かせないのはまず生理用品です。これまでも生理用ナプキンやタンポンは時代とともに発展を遂げ、女性にとってはより使いやすいもの、快適なものが生まれてきました。今後もその流れは続くはずですが、ここへきてまったく新しい概念の生理用品が生まれたことで、閉ざされがちだった生理用品への理解が広がると期待されています。スマートフォン以前の携帯電話の時代から少しずつ進化してきた月経管理アプリも、今では多くの女性の生活に欠かせないものとなってきています。医療の分野でも治療の幅が広がったことで、「フェムテック」「フェムケア」と協働できる部分が多くなってきました。

・月経カップ

フェムテックを象徴する商品の一つであるのが月経カップです。ここまでにも少し触れてきましたが、生理用ナプキン、タンポンに続いて第3の生理用品として注目されているものです。タンポンと同様に、膣内に挿入するタイプの生理用品で、子宮膣部に装着したカップに経血をためて使用します。医療用シリコンなどの素材で作られており、洗って繰り返し使うことができます。メーカーによって多少形は異なりますが、一般的には釣り鐘型をしています。感触は赤ちゃんの哺乳瓶にあるシリコン製の乳首のようなものと似ています。

ナプキンやタンポンが、経血を吸い取ることによって周りに広がらないようにしているのに対して、月経カップは経血を液体のままためるのが特徴です。

経血の量にもよりますが、月経カップは最長で8～12時間使用可能とされています。休憩がとりにくい仕事や、旅行のときなどに便利です。さらにはナプキンのように外陰部に経血が密着することがないため、肌トラブルを防ぐことができます。経血が流れ出てくる不快感もなく、かゆみや炎症を引き起こすこともないため、特に肌が弱い人にとっては非常に使い心地が良いものになります。生理中に臭いが出やすいのは、ナプキンやタンポンに吸収された経血が空気に触れて酸化するためですが、経血が空気に触れないので臭いがほとんど発生しないこともメリットとして挙げられます。

1度購入すると数年～10年くらい使用することが可能だといわれています。1個3000～5000円と初期費用は掛かるものの、毎月のナプキン代が平均750円とすると、１年分のナプキン代よりコストは抑えられます。欧州委員会による２０２１年の海洋プラスチック汚染調査では、海に捨てられるプラスチックの第５位が生理用品だったそうです。ナプキンには包装紙や吸収体ポリマーなど多くのプラスチックが使われています。一方で月経カップは、これらの環境汚染となるごみを排出しません。

さらに産婦人科医として注目すべき点は、月経カップにたまった経血の量や色を観察しやすいことです。月経カップにはメモリがついているため、１日の経血量を測ることができます。ナプキンやタンポンではなかなか自分の経血量を明確に把握しにくいものですが、こちらは数字で知ることができ、いつもと比べて多いか少ないかもすぐに分かり、異変に気づきやすくなります。

またお風呂やプールに入る場合、タンポンではひもを伝わって経血が染み出てしまったり、逆に湯や水が膣内に入ってきたりする心配があります。月経カップは、正しく装着すれば経血が漏れたり膣内に水が入ったりすることはありません。カップ自体が膣内に収まっているため、外から見えることもなく、周りの目を気にせずに水に入ることができます。そのため、早期より水泳選手などから注目されていた商品です。

メリットが多く語られる商品ではありますが、デメリットもあります。まずは初期コストが掛かることです。そして、使用するにあたって慣れが必要なことです。月経カップの挿入や取り出しには少しコツがあるため、何度か試して慣れる必要があります。さらに、使い捨てのナプキン、タンポンと比べると手入れが必要なことです。取り出したときの水洗いと1日1回の石けん洗いのほか、新しい月経カップを使う前と、月経期間が終わったあとには、煮沸消毒が必要です。トキシックショック症候群を防ぐためにも、使用方法を守り、手入れも怠らずに行います。できればこまめに経血を捨て、使用後はきちんと消毒することが重要です。出産経験や性交渉の経験がない人は腟が広がりにくいため、装着しづらいと感じることもあります。

また産後6週間未満の人、子宮下垂や子宮脱がある人などは、使用前に医師に相談することも必要です。

実際に月経カップを使用している人の話を聞くと、頻繁にトイレに行けない環境にいる人、子育て中の母親に好評です。特に小さい子どもをもつ母親は自分のタイミングでトイレに行けず、月経中も子どもと一緒に入浴しなければいけないことがしばしばあります。経血が子どもの目に触れたり、湯船のお湯を汚したりすることを心配しなくてよいため、安心して子どもの世話ができると話しています。また頻繁にトイレに行けない環境にいる人のなかには長時間フライトに関わる人も多く、ＣＡはもちろんのこと世界を飛び回る女性経営者などの間でも愛用している人が増えています。

一方、試してみたけれど膣内にスムーズに入れられず、使用を諦めた人もいます。また月経カップが取れなくなって受診する人もいます。彼女たちは何度も使用説明書に目を通しているのですが、頭で理解できても実際にやってみるとなかなかうまくいかなかったと言います。最近では膣内に挿入しやすいようにアプリケーターのついた月経カップも登場していますが、それでも初めて使用する人にはハードルが高い状態です。出し入れで困った人、どういうカップを選べばよいか迷っている人には次のように説明しています。

・骨盤底筋が柔らかい人は大きめのサイズ、骨盤底筋の弾力性がある人は小さめのサイズを選ぶ
・経血量が多めの人や多めの日は大きめのサイズ、少なめの人や少なめの日は小さめのサイズを選ぶ
・出産経験がある人は大きめのサイズ、ない人は小さめのサイズを選ぶ
・子宮口の位置が低い人は、カップの長さが短めの形を選ぶ

以上を見てもらえば分かると思いますが、骨盤底筋の柔らかさや硬さ、子宮口の位置などは自分ではなかなか分かりにくいものです。診察をして初めて分かることも多く、不安がある人はもちろんですが、できれば使い始める前に医師の診察を受けられるとよいと思います。

現在のところ、月経カップの製造販売には薬機法（医薬品・医療機器等の品質、有効性及び安全性の確保等に関する法律）に基づいた「一般医療機器」の届出が必要で、そ

の届出番号がパッケージに記載されています。体内に入れるものなので、選ぶときには届出の有無を確認してもらいたいと思います。月経カップは、雑誌やインターネットの記事などではフェムケアとして紹介されることが多いですが、届出の問題や医師の診察が必要な場合もあることを考えると、信頼性が不可欠なフェムテック商品として意識したうえで、開発・販売、購入するとよいと思います。

月経カップが取れなくなったということに対応するだけでなく、月経カップ選びの相談・診察を行うためにも、産婦人科医自身が月経カップについて理解しておくことが必要だと考えます。

さらに患者さんからよく聞くのは、ドラッグストアの店頭で購入しようと思ってもパッケージから出せず、見本もないので手に取って確認することができないということです。ＥＣサイトで購入する場合も手に取れないという意味では同じです。一部、実店舗があるとはいえ多くの人が行けるわけではなく、月経カップの実物を手に取って確認できる機会をつくる工夫をもっとしていかなければ、ファーストコンタクトが取れた人の脱落は避けられません。

また、使用を迷っている人のなかには、外出時に水洗いをするといってもどこですればよいのか、水洗いできないときはどうするのかといった疑問をもつ人も多くいます。

私のクリニックでは待合室の横に月経カップを展示し、実際に見ることや触ることができるようにしています。そして月経カップを扱う企業の人たちとも意見交換をし、彼女たちに実際の使用方法やスタートアップの手助けをしてもらっています。

パッケージやインターネットのサイトを確認したり、ネット記事の検索をしたりしても有効な答えが見つからないケースは多々あります。まったく新しい概念の商品であるだけに、開発・販売者からの視点だけでは見落としがちな点のフォローも、市場拡大のためには必要だと思います。

また実際の月経カップ使用者からは、さらに洗浄・消毒をしやすい工夫や、使用を重ねても変色が気にならないものを求める声も聞きます。使用者が増えるにつれて、さらなる細かな要望も増え、改善が求められることと思われます。

信頼のおけるものを使い、扱いに慣れれば月経カップはすばらしいものだと思いますが、なかにはどうしても膣内への挿入に踏み切れない人もいるので、一方ではこれまでのように生理用ナプキンのほうも品質、快適さの向上には努めてほしいです。将来的には生理用ナプキンでも経血量を正確に測ることができる技術は加えられると期待しています。

・吸水ショーツ

月経カップと並んでフェムテック関連商品ではツートップの一角をなす吸水ショーツですが、２０２２年12月時点ではいまだ雑品としての位置づけであり、使用目的は経血の吸収でありながら、それをうたうことができず、多くの水分を吸水できるとしか表記できません。以前からあるサニタリーショーツは生理用ナプキンやタンポン、最近では月経カップを併用したうえで補助的に着用する目的のもので、それだけで経血を受け止められるものではありませんでした。

商品の吸収量としては10㎖程度から１４０㎖程度まであり、生理用ナプキンのようにそのときの経血量に合わせて商品を使い分ける人も多くいます。使用後は経血を洗い流してから、しばらく漬け置きをして軽く水洗いをすればほかの洗濯物と一緒に洗濯機で洗うことができます。吸水ショーツが発売されてから、経血洗浄専用洗剤も多く発売されるようになりました。吸収量だけでなく、動きやすさ、肌への心地よさ、下着としてのエレガントを求めるもの、初潮から間もない若年層にも使いやすいものなど、特徴のある吸水ショーツも次々と発売されています。大手肌着メーカーや、ユニクロなどからも発売されるようになってからは、急速に一般にも浸透してきました。

吸水ショーツという名称から、生理用品ではなく、尿漏れ対策の下着であると認識している人も少なくありません。もちろん、その目的で使っている人もいるはずですが、少なくとも今、大々的に販売されているものはほとんどが経血吸収を目的にしたものです。開発・販売側はアイデアを凝らして新商品を投入しているものの、現在のままではどういう商品かを正しく伝える術がありません。

そこで自民党のフェムテック振興議員連盟や産官のワーキンググループなどで議論を

重ね、一般社団法人日本衛生材料工業連合会と一般社団法人メディカル・フェムテック・コンソーシアムにより、「経血吸収ショーツ等に係る評価の観点について」及び「経血吸収ショーツ等に係る広告表現の考え方について」が取りまとめられ、2021年10月に公表されました。この資料は、吸水ショーツを医薬部外品として認可するかどうかという方向性が出されています。

医薬部外品認可を目標とする企業では、この資料に沿った商品へ向けて開発が進められており、すでに申請を出している企業もあります。医薬部外品としての承認を受けられれば、経血を吸収する商品であることや、「ナプキン○枚分を吸収する」などといった具体的な効果などをうたうこともできるようになります。なお2022年1月時点では、医薬部外品と認められた吸水ショーツは発売されていません。

また2022年10月には吸水ショーツなどを展開するメーカーBe-A Japanとウェアラブル IoT技術をもつミツフジにより、経血量を測定できる吸水ショーツが発表されました。銀メッキ導電性繊維を縫い込み1日分の吸収量を確保したショーツに、取り外し式のBluetooth測定器を装着することで1日や1時間ごとの経血量をチェックできるというものです。このあと実証実験したうえで商品化される見込みです。

現状の吸水ショーツはフェムケアに分類されるものですが、このような方法で経血量を測定できるのなら、それはフェムテック商品だといえます。経血量はスマートフォンのアプリで管理できるようなので、これがかかりつけの産婦人科医とつながれば、過多月経や子宮内膜症などの診断、治療の助けにもなります。

また、経血吸収をうたえない現在では難しいですが、将来的に医薬部外品として認められるようになれば、尿漏れやおりものの専用ショーツも需要が高くなると考えています。もしそのような商品に量や性質などを測定できるデバイスが加われば、尿漏れの問題やおりものの悩みに対して、より細かい治療ができるようになり、症状は緩和・解消に向かうはずです。

・低用量ピル

月経痛がひどいとき鎮痛剤を服用する人が多いですが、月経困難症の20〜30％は鎮痛剤が無効だといわれています。診察をして特に病気が見つからない場合でも、その患者さんは月経痛がつらくて受診してきたのですから、私は積極的に低用量ピルを処方しています。

低用量ピルはもともと避妊薬として使用されていました。低用量ピルを飲んでいる間はピルに含まれる卵胞ホルモンと黄体ホルモン（LH:Luteinizing Hormone）の作用により、排卵がストップします。それだけなく子宮内膜の状態を変化させて受精卵の着床を防いだり、子宮頸管の粘液を変化させて子宮内に精子が入りにくくしたりする作用があるために、避妊の効果が得られるのです。低用量ピルを内服している間は排卵が抑制されていますが、内服をやめると排卵が始まり妊娠できる状態になります。月経周期が安定するのは内服中止から約3カ月後です。ピルに含まれる成分が体内に蓄積することもなく、服用中止直後の妊娠でも赤ちゃんへの影響はないとされています。誤解している人が多いのですが、ピルの服用歴があるからといって、妊娠しにくくなることはありません。
子宮内膜を薄くするということは、その分、月経時の負担も軽減するため、月経困難症の治療薬として保険適用になっています。私のクリニックで月経困難症の患者さんに低用量ピルを処方したところ、3カ月後には痛みが10分の1くらいになったという人がたくさんいます。月経痛の改善のほか、経血量の減少、月経前症候群の症状の改善、月経不順や排卵痛の改善、またニキビの改善も望めます。

月経で悩む人にとってはメリットの多い低用量ピルですが、日本ではピルに抵抗がある人も少なくありません。避妊薬というイメージが強く、ピルを服用しているというと性に奔放かのように取られるのではと心配する人も多くいます。フェムテックの概念が広まることによって女性の健康への意識が向上し、そういった偏見もなくなることを願っています。欧米では小学生の頃からピルを飲むことも多く、早い時期から月経や自分の体について向き合う機会をもっています。またＷＨＯでは初潮を迎えたあとはピルを服用しても問題ないとしています。

成人女性はもちろんのこと、初潮後の10代の女性もまた、月経困難症に悩んでいます。思春期はホルモンバランスが安定しにくいためです。母親にすら相談しにくく、数日間我慢すればと考えてしまう人も多くいます。この時期には部活動の大切な大会や受験もあります。普段から月経痛で悩んでいる場合、そうした日に月経周期が重なってしまうと本人の心身への負担はとても大きくなります。そういう患者さんを多く診てきた私は、低用量ピルによってその負担を軽減することにも注力しています。薬の作用には時間が掛かるため、余裕をもって目的の時期の1年前くらいに相談してもらえればと思います。

そんな低用量ピルにも副作用はあります。よくあるのは吐き気、頭痛、だるさなどで、大きな副作用としては血栓症が指摘されていますが、リスクのない人ならあまり心配いりません。

ピル処方に関しては、最近ではオンラインで診療を行い、薬は配送、というサービスが増えています。ビデオ通話などによる医師との問診を予約し、診療を受けて問題がなければピルが配送されます。

配送はピルが直接送られるもの、処方箋が送られて自分で最寄りの薬局に行って受け取るものなどがあります。もし服用していて気になることがあれば、再びオンライン受診も受けられます。忙しくて病院へ行く時間が取れない人、産婦人科の受診をためらう人には良い制度です。ただ、この場合、ピルは避妊用として扱われるため自由診療となり、全額が自己負担になります。

しかし、医師が主体となるオンライン診療の場合は保険診療で対応することができます。月経困難症やその他の病気がある場合には、ほかの治療がより有効であることも多く、月経痛や月経不順の場合には医師が主体となっているオンライン診療を受けることを勧めます。

しかし残念ながら現代の医療では医師と話すだけでは正しい診断ができないのが現状です。月経痛があったり、服用で心配なことがあったりするときには、初診だけは受診をし、その後はオンライン処方を選択することを勧めています。

私もオンラインでのピル処方も行っていますが、実際には対面診察によって月経困難症として保険適用になることが多く、何かあった場合はオンラインを通じて診療できる病院を探すより、ダイレクトに受診できることは双方にとって安心だと思っています。これは体調や自身の考えによって選べばよいと思いますが、現状のオンラインピル診療のシステムに、さらにその後の医療のつながりやすさをプラスすればよいと考えます。

ピル処方に関しては、いずれの方法でも医師を通過するので、治療目的でも避妊目的でもフェムテックに入るといえます。

・ＩＵＳ（Intrauterine System／子宮内避妊システム）

避妊薬として知られているピルに月経困難症の治療効果があるように、子宮内に入れて使うＩＵＳという避妊具にも月経困難症を軽減する効果があります。

この避妊具は「ミレーナ」という商品名で知られています。

以前から避妊目的として同じように子宮内に入れて使うＩＵＤという避妊具がありました。Ｔ字形をした器具を子宮内に入れることで精子の運動を阻害したり、受精卵が子宮内に着床するのを阻害したりするために避妊できるというものです。避妊効果はあるものの経血量は増えることがあります。しかし、ＩＵＳはＴ字の縦の部分に黄体ホルモンが付加されていることで、物理的な避妊効果のほか、子宮内膜の増殖を抑え、子宮口付近の粘液を変質させて精子が子宮内に入りにくくする働きも加わりました。子宮内膜の増殖を抑えるということは、経血量も少なくなり、月経痛の緩和にもつながるため、月経困難症、過多月経の治療として２０１４年からは保険が適用されるようになっています。避妊目的のみの場合は自費となります。一度装着すれば5年間は避妊効果があり、血栓症リスクがある人、喫煙者などピルを使えない人でも使えるのがメリットです。

ただ、経腟分娩（産道を経た分娩）の経験がない人には使いにくいこと、不正出血が起こりやすいこと、痛みや違和感を覚える人もいることがデメリットとして挙げられます。

産婦人科で装着を行うので、これもフェムテックに分類されるものです。改善を望むとすれば、できるだけ装着中に違和感のないもの、経腟分娩経験のない人にも使いやすいものになれば、さらに多くの女性にとって月経困難症治療や避妊の選択肢の一つとなるはずです。

・月経管理アプリ

現在のフェムテックの概念で最もテクノロジー的であると多くの人に考えられているのが、月経管理アプリだと思います。

月経管理アプリの先駆けとなり、最も多くのユーザーをもつのが「ルナルナ」です。スマートフォン以前の携帯電話時代からの歴史があり、月日の経過とともに多くの機能が上乗せされてきています。過去の月経日から算出して次の月経日や排卵日を予測する月経管理、妊活のための記録やサポート、妊娠中の人のための妊娠日数管理、さらには低用量ピルの服薬支援、オンライン診療、オンライン処方、スポーツをするための日程管理などのサービスがあります。長年のデータの積み重ねによって、独自のアルゴリズムをつくり、月経日や排卵日の予測も正確なものになってきています。

また現在では「ルナルナ」以外にも数多くのアプリが登場しています。月経日予測のみで複雑な機能は不要という人に向けたもの、メンタルの管理を重視したもの、若年層に向けたものなど、選択に迷うほどです。またパートナーと共有できるものも多くなりました。なかには、パートナーとは面と向かってはなかなか話しにくい体の問題、セックスの問題を話し合うためのチャット機能がついているものもあるといいます。本来は普段から実際に対面で話し合ってほしい問題ですが、なかなか話しにくい、きっかけがつかみにくいのであれば、そうしたアプリを介して始めていくのもよいと思います。互いが仕事で忙しく、すれ違いがちなカップルにとっても役立つツールといえます。機能が豊富なだけに私の患者さんでも、何をどう選べばよいか分からないという声が多くあります。

フェムテックを長く続くものにするなら、「フェムテック」「フェムケア」および医療の全般に精通した人材の育成が必要だと考えます。月経管理アプリのデータを医療施設と提携する動きも増えてきていますが、それについても課題は多いのです。

・月経痛軽減デバイス

海外では、端子を腹部に貼ることによって、痛みが脳へ伝わる信号を遮断するようなデバイスも生まれています。今後、医学的なデータやエビデンスがそろってくれば興味深いものとなりそうです。誰もが安心して使える商品となれば、これもまたテクノロジーの力の恩恵を得たフェムテック商品になるはずです。ただし、使用するに当たってはこういった月経痛の痛みの原因が病気によるものでないことが前提です。商品の提供だけでなく、使用前に医療機関での診療を経て、病気ではないという確認を取るという仕組みづくりも必要かと思います。

○妊活・不妊関連分野

・妊活アプリ

妊娠する確率が高いタイミングを知りたい場合には、妊活前から使っていたアプリを引き続き使う人も少なくありません。月経管理アプリに、排卵日予測やカップルと情報や予定を共有できるサービスも多く含まれているためです。一方で妊活に特化したアプリは排卵日予測だけでなく、妊活についての情報配信や、治療経過・結果を記録できるもの、自分のデータを入力すると同様に妊活している人たちの統計データ（治療期間、治療費用、治療方法）などを閲覧できるものなどが出ています。

　妊活アプリは特に、デリケートな個人情報を多く入力します。アメリカのＩＴ関連団体の調べでは、２０２２年に妊活アプリの多くで情報漏洩リスクが見られ、独自のセキュリティー審査に合格したものは調査対象の10分の1だったといいます。日本で同じような調査は行われていませんが、続々とさまざまなアプリが出てきている状況の今、安全性の調査やセキュリティーの度合いが分かる基準を設けることなどが急がれるべきであると考えます。利用者も利便性とともにセキュリティーに対しても関心を強くもってアプリを選び、利用することがなにより大切です。

　そういう観点では、月経管理アプリも妊活アプリもテクノロジーを使ったフェムテックと考えられますが、セキュリティーの面まで確かなものでないアプリについてはフェムテックとみなさないという姿勢で良いのではないかと考えます。

　また不妊治療への保険適用が始まったことは歓迎すべきことですが、すべてのカップルが同じ治療を受けているわけではなく、適用される治療には範囲もあるため、統計データの活用については複雑化しているといえます。

月経管理アプリ同様、医療施設と連携したり、医療データを活用したりするものについては、課題点も多いとはいえ、将来的には大きな期待のもてる領域であることは間違いありません。

・オンライン妊活サポートサービス

オンラインコミュニケーションサービスを通じて、専門家に不妊治療の悩みを相談できるというサービスもあります。治療内容はカップルによって異なり、体の状態を把握しているのは主治医ですから、相談を受けた医療者の医学的サポートには限りがあるものの、かかりつけの医師や看護師には相談しにくいことや、心にたまったモヤモヤした心配事を打ち明けるには必要な場所です。ただし、この場合も個人情報の扱い、セキュリティーに対しての課題を明確にすることでより使いやすいものになると思います。それが達成されれば真のフェムテックサービスとして価値が高まることと思います。

・卵子凍結サービス

将来の体外受精に備えて卵巣から取り出した卵子を凍結保存しておくことがあります。不妊治療の過程で将来の体外受精に備える場合は、妊娠率の高い卵子の凍結を行います。卵巣は年齢を重ねるにしたがって機能が低下してくるため染色体異常が起こったり、受精卵が育ちにくくなったりすることも考えられます。最近では仕事のタイミングなどから妊娠が後回しになりそうな場合に卵子凍結をすることがあり、これを社会的適応と呼んでいます。

私は思春期から30代までのＡＹＡ世代のがん治療も専門としているため、医学的適応の有用性は実感しています。一方で社会的適応については、女性自身が卵巣機能の低下についてあまりよく知らない、または自分のこととして考えにくいことが多く、まだ一般的ではありません。社会的適応で、不妊治療を実施している病院を自ら訪ねるというのは気後れする人も多いはずです。卵子凍結サービスが信頼できる不妊治療施設への架け橋となるのはもちろんのことですが、卵子凍結という方法があるということを知らなかった人たちへその存在を知らせるだけでも意義があると考えます。

また卵子凍結は高額であるため、企業がこうしたサービスに福利厚生として費用補助をする動きも見られます。

産婦人科医としては、仕事を優先して妊娠・出産を後回しにするよりも、女性・男性全体の働き方が改革されることによって、希望する時期に妊娠・出産のできる社会となることを望みたいです。一朝一夕にして叶えるのは難しいことですから、医療やフェムテックサービスも協働してサポートする必要があります。

・子宮口キャップ

性交渉のあとに、子宮の入り口に帽子状のカップを膣から挿入して装着し、子宮口から精液が流出するのを軽減するためのものです。医療用シリコン製で一時的に使用するものとされていますが、その間、シャワーを浴びるなどの日常的な生活を送ることが可能です。これは２０２１年に厚生労働省が指定する一般医療機器に新たな名称として追加されました。

状況にもよりますが、カップルが不妊を心配し始めてすぐに不妊治療に移行するわけではありません。医療機関に行く前に月経管理アプリや妊活アプリを活用して、少しでも可能性の高いタイミングを探すのと同様に、妊娠率を上げるためにこういった機器を使用するのもよいと思います。消費者にとっては一般医療機器として認可の下りている商品であれば、信頼性の点からフェムテック商品であるといえそうです。

・排卵日予測検査薬

スティック状の妊娠検査薬はすっかり一般化しました。尿を掛けてからわずかな時間で妊娠反応をチェックできるものです。一般妊娠検査薬は第２類医薬品であるために、ドラッグストアやＥＣサイトで手軽に入手できます。より早期に妊娠反応を調べる場合の商品は第１類医薬品に分類されているため、薬剤師の説明・指導が必要です。

妊娠検査薬で妊娠反応を確認したからといって、そのまま放置する人はいません。まずは手軽な妊娠検査薬で確認したうえで心の準備をし、産婦人科を受診する流れが当たり前となっています。入り口は「フェムテック」「フェムケア」商品であっても必要な医療へと必ずつなげられること、これがなにより必要なことです。良い前例があるので、きっと不可能ではないと確信しています。

妊娠検査薬の発売後、排卵日を予測する検査薬も生まれました。これは第1類医薬品であるため、薬剤師の説明・指導が必要ですが、妊娠検査薬と同様に一般に知られる存在となっています。これもまた手軽に入手できるものとなりました。これは、排卵日が近くなると急激に分泌量が増える黄体ホルモン（ＬＨ）の状態から排卵日を予測するものです。

不妊治療に至らないまでも妊娠を希望する人には、ごく当たり前の選択肢の一つとなっています。まずは自分たちでできる限りのタイミング法を行ううえで、とても有用なツールだと思っています。

さらに海外では膣内のおりものの状態から排卵日を予測できるデバイスがすでに発売されていますが、日本でも医療機器としての有効性を実証するための臨床研究が始められています。

フェムテックという言葉がまだなかった時代から着々と進んできて積み重ねたものに、さらにフェムテックの後押しで進化が進むという良い例であると考えます。子どもはまだ先でもいいかなと考えているカップルが、妊娠・出産を後回しにしても大丈夫かという不安をもったときに医療機関に相談にいくのはハードルが高いものです。しかし、こうした信頼性の高い商品やサービスが身近にあることで自分たちの体に関心をもち、それをきっかけに妊娠・出産のイメージをもてるということは、妊娠・出産の機会を逃さないことにもつながります。

こうした商品のあり方を見るにつけても、フェムテックが社会にもたらす影響は未来にわたって大きいものだと思えます。

・卵巣や精子の状態を調べる検査

不妊治療を行っていないカップルにとって将来の妊娠・出産を考えるツールの一つが、卵巣や精子の状態を調べられる簡易検査キットです。精子は毎日新しく作られていますが、卵子は胎児の頃に一生分が作られており、その数は２００万個ともいわれています。そして毎月排出されたり、自然になくなっていったりして30代では3万個程度だとされています。その後年齢とともにさらに減少していくため、その頃になって不妊治療を始めてもなかなか結果が得られないということにもなりかねません。

抗ミューラー管ホルモン（ＡＭＨ:anti-Mullerianhormone）というホルモンの値を調べると卵子の残り数が分かる検査があります。産婦人科では行える検査でしたが、不妊治療に直面していない人、さらにはまだパートナーもいないけれど気になるという人たちにはハードルの高いものであったと思います。

簡易検査ではあっても、漠然とした不安から一歩踏み出すためにはこうした検査キットも役に立つものです。ただし、これは卵子の質や老化の具合まで分かるものではありません。あくまでも目安です。また、ＡＭＨの値が極端に高ければ多嚢胞性卵巣症候群（卵胞の成長が途中で止まり、たくさんの小さな卵胞が卵巣内にとどまってしまう病気）の可能性もありますし、逆に低ければ早発閉経の可能性もあります。これらは放置しておけない病気ですから、産婦人科での受診が必要です。そもそも産婦人科は自分の体を把握するところで、パートナーの有無によって受診しづらいというところではありません。検査キットでもよいので、それがきっかけとなって産婦人科医に気軽に相談できるようになるなら、とてもすばらしいことです。産婦人科医も、このような検査は正確なものではないなどと一蹴することなく、受診しにきた人の気持ちに寄り添えるようにすることがまず必要です。

さらにこの検査キットを企業で福利厚生に利用する動きも出ています。検査結果が絶対ではないにせよ、企業が将来も含めて女性社員の働き方を考え応援するという証だと思います。仕事とともにあるライフステージで、いつ妊娠・出産・子育てをするか考えることを自分の勤める企業が後押ししてくれているということは、女性社員にとっても心強く、企業への信頼としても返ってきます。妊娠・出産・育児はパートナーのライフステージの一部でもありますから、男性も含めた社会全体でこのような考え方をできるようになるとよいと思います。

男性側でいうと、精子の状態を調べる検査キットというものもあります。精子の量や運動量がチェックできるとされており、採取した精液を郵送するものや、採取してその場で検査できるキットもあります。卵子の検査キットと同様に、あくまでも簡易検査ですからそこで得られた結果がすべてではありませんが、検査によってパートナーとどう妊娠・出産に向けて歩んでいくのかを考えるきっかけとなるなら、良いものだと思います。

卵子、精子の検査とも、せっかくこうしたツールが誕生したのですから、より精度と信頼性を向上させるために進化していくと、さらに活用の幅も広がっていくと考えられます。

・サプリメントその他

女性、男性とも妊活をサポートすると思われる栄養成分を配合したサプリメントが多く出ています。さらには性交を助ける潤滑剤なども妊活を助けるフェムケア商品といえます。これもまた、フェムテックの概念が広まる前からある商品が多いですが、今後、テクノロジー、信頼性を付加した商品へと進化していくことが期待できます。

さらには、シリンジ（注射筒）を用いて精子を膣内に注入するというキットも生まれています。病院での人工授精（ＡＩＨ）は、女性の排卵期に合わせて洗浄濃縮した精子を子宮内に注入する方法ですから、それと同様の効果は当然望めないものですが、性交痛、勃起障害、射精障害などがあって性交渉をもちにくいカップルなどにとっては、妊活への第一歩となるかと思います。こういった話題はナーバスな問題を伴うため、話し合いをもつことすら難しい場合が多々あります。

そのためこれらの商品・サービスが問題に向き合うきっかけとなるのなら、有効なツールであるといえます。

○妊娠・出産・産後関連

妊娠・出産・産後は産婦人科の受診が不可欠です。健診や多くの検査により、妊娠・出産・産後の経過を正しく把握していき、適切な医療やサポートを受けることが必要です。とはいえ、この期間にはさまざまな心配事も多いはずで、そのすべてを産婦人科で解消することは難しいといえます。それらをフェムテックやフェムケアがサポートしてくれることは、産婦人科医にとっても有難いことです。フェムテックやフェムケアと医療が分断せず連携できるよう、今後も双方が努力をし続けることが必要と考えています。

・妊娠・出産・育児サポートアプリ

この分野でのアプリも数多く存在しています。月経管理アプリや妊活アプリに引き続いて使えるものもあれば、この分野に特化したものもあります。妊娠中の医学情報を提供するもの、母子手帳に記録されたことを自分で把握しやすいようアプリで管理できるいわゆる電子母子健康手帳のようなもの、いつどんな陣痛が起こったかを簡単に記録できるもの、出産準備品をサポートするもの、産後の授乳やおむつ替えなどの記録が簡単にできるもの、育児用品の売買や保育園・ベビーシッター情報など地域の情報交換を目的としたもの、パパ専用のもの、妊娠中・授乳中の薬についての情報提供をするもの、育児休暇中のスキルアップをサポートするものなど、幅広い内容のアプリが出ています。

いろいろなものが出ているだけに、信頼性を伴ったフェムテックなのか、それには至らない情報収集目的のものか、利用者側も意識しておくことは大切です。

妊婦さんによって置かれている環境や状況がさまざまななか、同じ悩みを抱えたり目的をもったりしている人がいると分かるだけでも、救われるものです。産婦人科・助産院の通院だけでは得られないものも多いですが、特に医療情報については取り扱いに注意が求められます。

・陣痛監視装置システム

陣痛の始まりは妊婦さん自身ではなかなか判断しにくいものです。陣痛に先駆けて前駆陣痛というものもあり、入院のタイミングは難しいのです。分娩施設が近ければ、迷ったら受診し、本格的な陣痛でなければ自宅待機を指示されることもあります。しかし、分娩施設が遠い場合は、受診して一度戻り、さらにまた出掛けるというのは厳しいこともあります。遠方の場合はそのときの天候にも左右されます。

そうした問題点から妊婦さんが端末を持ち、陣痛の様子や胎児心拍を計測し分娩施設にデータを送信するシステムも開発されています。お産の進み具合や胎児の様子が分娩施設でも把握でき、分娩施設から妊婦さんへ指示を出しやすくなります。妊婦さんは入院のタイミングが分かりやすくなり、分娩施設側ではリスク回避につながります。

現在、運用が開始されているものは医療的なエビデンスの積み重ねもされていて、まさに課題をテクノロジーで解決していくフェムテックの王道を行くものです。女性の健康課題を細かく拾い上げていくことへの先行事例としても興味深い取り組みだと思います。

・遠隔医療サービス

スマートフォンなどから産婦人科医、助産師などの専門家に直接相談ができるシステムがあります。メールでの相談、オンライン上での相談など方法はさまざまあります。現在、産婦人科の数が減っていて、産婦人科が1軒もない自治体も多くなりました。その場合、妊婦さんは健診のために離れた地域まで移動を余儀なくされています。出血や痛みなどがあればすぐに受診が必要ですが、そこに至らないまでも日々、心身の心配の種は尽きません。診療時間に限りがありますから、健診では医師が聞き取りきれなかったことを助産師や看護師がすくい取る体制を敷いている産婦人科も多くなりました。健診から健診までの間隔は時期によって１カ月、２週間、１週間と異なりますが、当日解決できなかった心配事をその期間持ち越すのはつらいものです。もちろん、何かあればいつでもかかりつけの産婦人科に相談するようにと、各病院では妊婦さんに伝えているとは思いますが、重い体を抱えていつでもすぐに行けるわけではありません。病院が遠方であればなおさら、一度来てくださいと言われても、そう簡単に行けないと躊躇してしまうこともあるはずです。

　遠隔医療サービスはそうしたニーズを補うツールとして、今後も期待できるものであることは間違いありません。産婦人科がない自治体では、自治体がこのシステムを導入しているところもあります。またコロナ禍で他地域への移動が自粛された時期には、遠隔医療サービスはより存在感を強めたことと思います。しかし問題点もありました。このサービスを利用して受けたアドバイスと、主治医のアドバイスが異なり、妊婦さんが混乱してしまうケースがあったのです。

また、自治体が導入した場合は、産婦人科のある隣接地域を含めて地域としての連携も不可欠となり、医療者が要望に応えられるかという問題もあります。しかも、妊娠・出産・産後の場合、スピーディーな対応が必要なことも多いはずで、課題は多いと思います。さらに産婦人科の統廃合が進むと予想される今、医療との連携が大切な課題であると考えます。

・サプリメント

妊娠中に必要な栄養素というと、妊娠初期の胎児の体の発育に欠かせない葉酸、妊娠期間が進むとともに血液循環が多くなって貧血になったときのために必要な鉄分が挙げられます。フェムテック以前から、このような栄養素を補うサプリメントや栄養補助食品は多く存在していましたが、昨今ではこうした商品にフェムテックの冠がつけられることもあります。私が最も心配しているのは、ここまで妊娠中に口に入れるものとして注意を払って作られてきた商品市場であったところに、フェムテックに乗じて、従来とは異なったプロセスで商品作りがされ、それがあいまいなまま妊婦さんに届いてしまうことです。

商品の選択肢が増えるのは好ましいのですが、正確な情報提供がなされるとともに、妊婦さんが迷った場合に相談でき、信頼できる場所があることが求められます。産婦人科でも今後、こうした相談を受ける機会が増えると考え、要望に応えられる準備は必要になると思っています。

・授乳用下着、ウエア、ウェアラブル搾乳機

母乳の漏れにも対応した授乳しやすい下着やウエア、搾乳機についてはフェムテックという言葉が広がりをみせる以前より、さまざまな商品が存在していました。それらもより使いやすく、快適なものへと進化中ですが、昨今では、テクノロジーを付加する動きが高まってきています。例えば搾乳機の分野ではスマートフォンと連動したウェアラブルの搾乳機が続々と生まれています。

センサーによって乳房の張りを感知して自動的に搾乳でき、搾乳したものはそのまま

パック化されて保管できるもの、搾乳量が測れるものなど、働きながらでも母乳育児を無理なく続けられるという視点から開発されているものが多くあります。

さらには搾乳だけでなく、乳房マッサージ機能のあるブラジャーも生まれています。これらの商品開発はまだ海外での動きですが、日本でも販売はされています。いずれは日本独自のものも生まれるはずです。

・産後ケア施設、産後ケアサービス

日本では出産の際、自分の実家または夫の実家に帰る里帰り出産が多く行われてきました。家族のサポートを受けながら出産を迎え、女性ホルモンの急激な変化とともに24時間続く育児への助けも受け、産後の心身の負担を軽減する良い仕組みでした。

しかし、核家族化や産婦の高齢化（＝その家族も高齢化）によって、以前のような家族のサポートが受けられない人が増えてきました。産後の心身の状態が不安定ななか、パートナーは仕事で不在、一人ですべてやらなくてはならず、さらに追い詰められてしまう状況も少なくありません。分娩施設での入院期間は5～7日程度であり、その後をサポートする施設やケアサービスがいっそう求められている状況です。

各自治体では保健師による訪問事業も行われていますが、それだけでは不十分なケースも多く、こうしたサポートには民間の力も必要です。以前から産後に特化した家事サービスや宿泊型ケア施設などもありましたが、まだまだ一部の人のものと認識されています。経済産業省による実証実験のなかには、この分野の取り組みも含まれています。産婦がゆっくり休めて、パートナーとの連携も取りやすく、自宅に戻ってからのサポートも継続的に行えるサービスが広く一般に使えるよう、今後ますます注目される分野と考えられます。

○更年期関連

更年期に入りなんとなく体調が悪いという不定愁訴が表れて、一般診療科を受診するとなかなか原因が特定できず更年期のせいだといわれることがこれまでは少なくなかったのは事実です。女性自身も更年期なら仕方がないとそれ以上の受診や治療は諦めてしまうことも多かったはずです。更年期のことを英語でメノポーズ（Menopause）ということから、更年期関連のフェムテックをメノテックと呼ぶこともあります。更年期はフェムテックやメノテックという言葉をきっかけとしてクローズアップされるようになり、メディアでもこれまであまり触れられてこなかった症状について少しずつ取り上げられるようになってきました。更年期だから仕方がないと我慢してきた人も、更年期症状を改善する方法があるということがだんだん広がってきていると感じています。

更年期症状は人それぞれですが、日常生活にも支障が及ぶときには、まずは受診してほしいです。閉経したかどうかは、閉経から1年経過してからでないと、確定ができません。閉経が近づいているときに生じた症状が更年期によるものか、自分でもよく分からないという人も多いものです。産婦人科でホルモン量を正確に測定し、必要があればホルモン補充療法（HRT:Hormone Replacement Therapy）を行ったり、漢方薬での治療を行ったりしています。気になる症状があればまずは医療、それを補充する形でフェムテックやフェムケアを利用するスタンスが理想です。

生活習慣病など女性特有疾患以外の疾患は、これまで女性ホルモンのサポートがあったおかげで発症にまでは至らなかったものの、ホルモン減少に伴って症状が出やすくなることも忘れてはなりません。更年期症状がどうしても前面にとらえられがちですが、この時期なんらかの疾患が隠れていることも多く、そのためにもまず身近な医療機関につながっておくことは大切です。

・女性ホルモン簡易検査キット

各種の女性ホルモン量を測定することで、更年期に入っているか、閉経が近いのかといった今の体の状態を調べることができる検査キットです。複数の企業から販売されていますが、検査結果の通知のほか、必要に応じて提携医療機関につなげるものもあります。費用がそれなりに掛かり、同じ検査を産婦人科で受ければ保険適用があってコストを抑えられます。さらにそこから医療機関につなげるという意味では、直接、受診したほうがよいとも思いますが、ここまで挙げてきた多くの商品がそうであるように、産婦人科の受診にためらいのある人にとっては、良いきっかけとなるものです。

・更年期サポートアプリ

更年期に特化したアプリも出ています。この時期に必要な情報提供のほか、医師にチャットで相談できる機能があるものもあります。ただし、更年期の「フェムテック」「フェムケア」についてはまだ十分な取り組みがなされておらず、これから潜在的な需要をもとにサービスの掘り起こしが進められると考えられます。

アプリについても現状では、体調の変化の記録にとどまるものが多いのですが、産婦人科医としては新たなアプリを提案したいです。

閉経が近づいてくると月経周期が不規則になるだけでなく、突然の大量出血に悩まされる人も少なくありません。月経周期が規則的な年代では予測に応じて準備もできますが、これまでにはなかったほど突然の大量出血に怯えるこの年代こそ、少しでも早く出血の兆しをキャッチすることができれば心強いと思います。

長年の月経周期予測のデータを分析して、なんとかこの年代の明確な月経予測が叶えばと願うばかりです。こういったものこそ、テクノロジーの力によって、困っている人たちをできるだけ早く救えるフェムテックの一つといえます。

・サプリメント

更年期症状を今すぐなんとか抑えたいという人は産婦人科を受診します。そして更年期症状に対しては、エストロゲンを補充するＨＲＴが有効であるということが、だんだん広まってきました。またこの程度ならまだ受診はいいやと思う人、このあと更年期症状が出てきたらどうしようと思う人を対象としたサプリメントもここへきて急速に増えてきました。ただし、サプリメントですから、薬機法により薬効をうたうことができず、あいまいな表現にとどまっています。

そのため、どんな症状のための商品なのか、あるいはどんなことを予防するための商品なのかが伝わらず、消費者も手に取ることをためらっているケースは多いはずです。そんな消費者の動向を見据えて、産婦人科や調剤薬局での販売からスタートし、専門家が消費者一人ひとりに説明を重ねることで認知度を高めた商品もあります。

この世代では、すでに愛用しているサプリメントがある人も多く、それらとの飲み合わせがどうかといった個別的な心配事もあります。提供している側にはそうした疑問にも答えられる体制を整えつつ、確かな情報提供を求めたいと思います。

医療側もＨＲＴを行うまでには至らないからといってそのまま患者さんを返してしまうのではなく、医療者として納得できるものなら症状緩和を期待できるものとしてこういったサプリメントの利用を提案することも目の前の患者さんの負担を減らす方法の一つであると考えるべきです。

・骨盤底筋トレーニンググッズ

骨盤底筋の低下に関する問題は更年期に限ったものではありません。経腟分娩後の女性の悩みとしても大きいものですが、より問題が露呈してくるのが更年期以降であるため、この分野とされることが多くなっています。

出産や老化、肥満、便秘などによって骨盤底筋が緩むと、尿漏れや子宮などの骨盤臓器脱、性交時の痛みや不快感を引き起こすことがあります。現代は長時間のデスクワークや運動不足といった原因も加わっています。

それを防ぐには一度緩んだ骨盤底筋を鍛えることが必要です。以前から骨盤底筋を鍛える体操指導などが産婦人科や泌尿器科などでも行われていました。加えて、フェムテック以降は骨盤底筋を鍛えるグッズも次々に登場しています。最近では「膣トレ」という言葉もよく耳にするようになってきました。

骨盤底筋は体内の見えない部分の筋肉で意識しにくいことから、鍛える感覚をつかめるように、膣内を意識しやすくなるようなトレーニンググッズがあります。重さを考えたグッズのほか、電気刺激を与えるもの、グッズをスマートフォンアプリと連動させて腹圧を測定できるものなどさまざまなものが登場しました。当初、膣内に挿入して使うグッズが中心でしたが、最近では膣内に挿入せずに使えるものも増えてきて、女性だけでなく男性が使えるものも出始めました。骨盤底筋の低下は女性だけの問題ではなく、男性にも関わる問題でもあるからです。

２０２２年には厚生労働省が認める医療器具の分類として「骨盤底筋訓練器具」が新設されました。今後この分野のアイテムがいっそう増えていくことは間違いありません。

医療機器に該当するもの、しないものがはっきり分かることで、消費者も目的に応じて選びやすくなってくるはずです。

・尿漏れ対策グッズ

骨盤底筋が低下することで多く起こる尿漏れについては対策商品として、生理用ナプキンと同じような形をしている吸水パッド（厚みのあるパッド状のもの）、吸水ライナー（薄くてシートタイプのもの）のほか、吸水ショーツがあります。パッドやシートは、以前はかさばるものでしたが、最近では使用感もよく吸収力、防臭力もアップしたものが多くなりました。

吸水ショーツについては、ここで使っている用語としては尿を吸水するショーツの意味です。フェムテック以降広がりを見せた吸水ショーツは、経血を吸収するとの表記が認められていませんが、実際は経血の吸収を目的としているものが圧倒的です。それに比べて尿をしっかり吸収するショーツの進化は遅れているようで、いかにも高齢者用のようなものが多く、見た目もおしゃれで機能的にも優れている商品はまだこれからといったところです。経血用ショーツの発売が一段落したところで、尿漏れ対策用にも注力されることと思います。これらは現在のところフェムケア商品と分類できると思いますが、今後、センサーなどが搭載され体の状況まで分かる機能が付加されればフェムテック商品になると思います。

・ホットフラッシュ緩和デバイス

更年期症状のなかでも多いのがホットフラッシュです。ほてりやのぼせ、発汗などですが、程度によっては電車に乗れない、社内で恥ずかしい思いをするということもあります。ただ、更年期だから仕方がないと思われがちであり、受診につながりにくい症状であるのも事実です。そういう意味では、この分野とフェムテックの相性は良く、海外ではウェアラブルデバイスがＡＩによってホットフラッシュの起こるパターンを解析し、症状が見られたらすぐに冷却したり、脳に症状を落ちつかせるための信号を送ったりするようなものが開発されています。日本でも海外商品を購入できるサイトなどで入手は可能になってきましたが、今後、さらにアイデアを凝らした商品が生まれ、日本人に合ったものも開発されることと思います。これからのフェムテック商品としての可能性を感じさせられるものの一つです。

○デリケートゾーン関連

デリケートゾーンとは女性器周辺のことをいいます。デリケートゾーン関連商品はセクシャルウエルネス分野に入れられることも多いのですが、産婦人科の診療をしていて感じているのは、おりものの悩みで受診する人がとても多いこと、不快な症状のなかには病気につながる症状も含まれていることです。

この悩みは全世代にわたっており、フェムテック以降、商品数がいちばん目立って増えたのはこの分野です。

デリケートゾーンのことは以前から「フェムゾーン」と呼ばれることもあり、この分野の商品はその名のとおり全般的に「フェムケア」という認識でよいと思います。ただ、雑品、医薬部外品、第1類医薬品、第2類医薬品と入り乱れていることから、選ぶときの基準として信頼性のおけるものは「フェムテック」と意識しておくのも一つの考え方です。

・かぶれ、かゆみ、臭い解消

生理用ナプキンや吸水パッドなどがデリケートゾーンの肌に密着している時間が長くなると、ムレによるかぶれやかゆみが発生します。これらの症状はとても多くの女性が感じています。また、排卵日前後はおりものの量が多くなるために、かぶれたりかゆみを伴ったりすることもあります。臭いについては、月経周期とともに変化はあるものの、菌の繁殖によって起こっていることもあります。

治療が必要な病気として考えられるのは、細菌性腟炎、カンジダ腟炎などのほか、トリコモナス腟炎やクラミジア感染症、マイコプラズマ感染などの性感染症のケースもあります。自分では正常範囲も分かりにくいことから、一度は産婦人科を受診して確認することが大切です。カンジダ腟炎の第1類医薬品もありますが、これらは再発の場合のみに使用できるものです。病気ではないと診断されれば、フェムケアグッズを利用して不快な症状を軽減するとよいと思います。

かぶれやかゆみに対しては第2類医薬品もあります。これらを使用していても改善しないときにも、産婦人科やドラッグストア薬剤師に相談するとよいと思います。

臭いが気になるとき、おりものが多いとき、月経を早く終わらせたいときにこれまでも使われていたのが膣洗浄剤です。弱酸性の洗浄液が入っているビデやシャワーと呼ばれるような商品です。最近ではジェルタイプの洗浄剤を膣内に挿入するタイプのものも出ています。これらもドラッグストアやスーパーマーケットの店頭で見かけて使ってみたいと思いながらも、なかなか詳細を店員に聞きにくく、使用にまでは至っていないという人もいます。

月経カップのように、これまでにない新しいタイプのものが出てくると、興味をもつ人は少なからずいるものの、その場で質問しにくく購入まで至らないケースは多いのです。これらを横断的に、かつ客観的に説明できる存在は、フェムテックやフェムケア市場の拡大には欠かせないものだと思っています。

・デリケートゾーンケアグッズ

かぶれ、かゆみ、臭いを解消するためには、普段からのケアも大切です。一般の石けんやボディソープでは刺激が強く、腟内やデリケートゾーン周辺でバランスを保っている常在菌の働きを乱すことにもつながります。そのために、デリケートゾーン専用の洗浄剤が望ましいのですが、フェムテック以降、とても多くの商品がこの分野に参入してきました。医薬部外品もあれば、その他に分類される雑品もあります。一般の石けんやボディソープに比べて価格も高い割には、効果がはっきりしない商品もとても多いです。特にそのときに気になる商品がなければ香りや見た目の好みで選んでもいいのですが、腟内環境などが気になるようであれば説明を確認したうえで医薬部外品を選ぶことがポイントです。必ず医薬部外品である必要もないと思いますが、雑品でもパッケージにはきちんとした商品説明が掲載されることが望ましいです。デリケートゾーンというのは、場所がデリケートというだけでなく、粘膜に触れる部分であり性質的にもデリケートであるという意味と考えれば、信頼性の低い商品の使用によって病気につながるようなことがあってはなりません。デリケートゾーンを扱うという意識と責任をもった商品開発が望まれます。

デリケートゾーン関連としては、冷えを予防するための温活グッズも多く出ています。民間療法として知られるヨモギや小豆を利用したもの、温め効果のある素材を使った下着もあります。これらも薬機法の表示規制により、具体的な効果をうたいにくいとは思いますが、できるだけ一般の人にも、商品の良さを伝えられる工夫を重ねることが欠かせません。

私のクリニックの医療脱毛もまた、デリケートゾーン関連のフェムケアといえると考えます。今後も医療脱毛の選択をする人が増えると予想されますから、脱毛の施術後のスキンケアに特化した商品もニーズがあると考えます。

○女性特有疾患関連

女性特有疾患というと、乳がん・子宮頸がん・子宮体がん・卵巣がん、子宮内膜症、子宮腺筋症、子宮筋腫などが挙げられます。いずれも病院での受診・治療となりますが、近年では診察や検診時にできるだけ痛みのないような医療機器が開発され始めています。例えば乳がん検査で使われるマンモグラフィーは痛いものと思われがちでしたが、痛みを訴える女性の声を反映して、ベッド型でうつ伏せに寝るだけで痛みなく精密画像が撮影できる検査機器が開発されました。これもまた、フェムテックが与えた価値観の変化だといえます。

産婦人科では欠かせない内診台や内診に使う医療機器においても、女性がより不快を感じないようにという観点からさらに進化が進むことが期待されます。

また子宮頸がんの原因として関わりがあると考えられているヒトパピローマウイルス(HPV:Human Papillomavirus)のリスクを調べる検査キットや性感染症の検査キット、さらには女性がかかりやすいがんのリスクを調べる検査キットなども市販されています。

これらは詳細にわたる検査ではありませんが、自治体が行う検診や産婦人科を受診したほうがコスト的には見合うものですが、検診や産婦人科の受診になかなか踏み切れないという人にとっては比較的気軽に検査ができ、結果によっては産婦人科を受診するきっかけとなり、そこから早期発見につながるのなら、決して高くない買い物かもしれません。

医療機関の橋渡しとしては良いものだと思うので、広く利用者が増えれば単体のコストも下がる可能性があります。

婦人科がんといえば、がんの術後ケアの分野でも、テクノロジーを駆使して今後より良いものが誕生するはずです。

○セクシャルウエルネス関連

フェムテック以降、価値観も商品も大きく変革したのがセクシャルウエルネス関連です。これまでセクシャルウエルネスはタブー視され続けてきました。

「令和2年度産業経済研究委託事業 働き方、暮らし方の変化のあり方が将来の日本に与える効果と課題に関する調査報告書」のなかでは、「２０１９年米国 Consumer Electronic Show（ＣＥＳ）において、Lora DiCarlo社の女性用バイブレータ『Os ｅ』が「非道徳的」「わいせつ」という理由から、１度受賞したイノベーション賞を撤回され、さらに展示を拒否された。ＣＥＳでは、２０１７年に男性向けのＶＲポルノ、２０１８年に男性向けのセックスロボット『Harmony』が展示されているにもかかわらず、女性用バイブレータ『Ｏｓｅ』が受賞を取り消され、展示拒否されたことは、性差別、女性の性の軽視であると物議をかもした。その結果、ＣＥＳは２０２０年に『Ｏｓｅ』にイノベーション賞を返還し、試験的に男女を問わない形で「Sex Tech」の分野を設けるに至った」と記載されています。ここで国際的にもセクシャルウエルネスは男女の別なくオープンであることが求められ、女性たち自身も自由な発想で自分たちの求めるものを商品化してきたことが分かります。

セクシャルウエルネスというと幅広い意味を含みますが、フェムテック関連としてはセックスやマスターベーションを楽しむための商品ということで定着しています。

マスターベーションについては「セルフプレジャー」という名前がつけられ、これまでよりも明るいイメージとなり、隠れてこそこそ語るものからずいぶん遠ざかっていきました。セルフプレジャートイも、これまでのような人目を避けたい形状のものから、デザイン、色ともおしゃれなインテリアにもなじむようなセンスの良いシンプルなものになって急速に広がりました。今では百貨店の店頭でもセルフプレジャーグッズが扱われています。フェムテック以前からこのような傾向で商品化され始めてはいましたが、数年でこれだけ広がったのは、フェムテックが性をオープンにしたからこそです。

いまだ雑然としたフェムテック市場においては、セクシャルウエルネス商品として骨盤底筋トレーニンググッズが並んでいたりすることで、消費者も混乱しがちです。プレジャートイをタブー視している人にとっては、同じところに位置する骨盤底筋トレーニンググッズもタブー視してしまいます。もはやタブー視する時代ではなくなったことをきちんと知ってもらうためにも、分類をはっきり分けて正しく伝えることが、大切だと考えます。

さらにプレジャートイを離れたところにいるカップルで共有できるアプリ・商品なども開発されています。これもまたテクノロジーを付加した進化といえます。現在のところ多くは「フェムケア」商品ではありますが、膣内に入れて使うものもあり、健康への影響などがないかといったデータも今後積み重ねられることで、信頼性のおける「フェムテック」商品も生まれてくると考えられます。

「フェムケア」が「フェムテック」になる可能性

フェムテックの概念が広がったとはいえ、現在の日本では圧倒的にフェムケア商品が多い状態です。しかし手に取ることすら恥ずかしいと考えられてきたフェムケア商品を店頭でもためらいなく手にできる環境が整いつつあるのは、フェムテックの功績です。また、これまで説明してきた商品のなかには、今はフェムケア商品でも、今後、テクノロジーや信頼が付加していき、今までにはなかった新たなフェムテック商品に生まれ変わるものがあることは間違いありません。

フェムテックという言葉がブームになりそうだから、関連商品を作るという考え方ではなく、開発する商品やサービスについてフェムケアとはどういうものか、フェムテックはどういうものかを開発陣、販売陣もともに考えていくことが、一過性のブームに終わらせない方法であると信じています。フェムケアはフェムケアのままでもよく、必ずしもすべてがテクノロジーをプラスしたものになる必要もないと思います。化粧品、ヘアケア商品でも、消費者は自分の目的に合ったものを選択するからです。ヘアケア商品でいえば、髪に栄養を与えるだけでよいというニーズもあれば、育毛まで望む場合もあります。ただ、それを分かって広告宣伝販売をしてほしいと切に願います。消費者のいちばん近くにいる販売者には特にそれを求めたいです。

薬機法が広告の仕方も厳しく定めている今、現にフェムケア分野で過大広告をした商品のなかには販売停止になっているものもあると聞きます。それは「フェムテック」という言葉をつければどんなものでも売れるだろうといった考えが招いたことであると思われます。女性の健康課題を解決するという、フェムテックの根本に立ち返れば、そうした暴走は防げるはずです。

医療機器の門戸は開かれている

月経カップや骨盤底筋トレーニンググッズといった、これまでの概念を大きく超えた商品については、一般医療機器の新たな一般的名称として追加されました。国もフェムテックを新しい概念として後押しを始め、スタートアップ企業の実証実験への補助も積極的に始めています。このようにフェムテックは現在、追い風のもとで新しい領域へ切り込むことができているのです。

また現在は吸水ショーツを「経血吸収ショーツ」と表現できるようになるかが大きな注目点となっています。そして吸水ショーツから医薬部外品が出てくるようになれば、さらにテック化も進むことが予想されます。

フェムテックやフェムケア商品が新たなカテゴリーを切り拓いていく環境は整っています。私が以前からもっている信条「既存値×既存値＝ダイバーシティ」は、今こそ活かされるときだと確信しています。業種ができるだけ離れていればいるほど、これまでにはない新たな概念が生まれ、商品化、サービス化も現実のものとして動き出すに違いありません。

「フェムテック」にも「フェムケア」にも信頼性が不可欠

どんな商品・サービスにも信頼性は欠かせません。そして健康に直結したものである以上、間違っても健康を害することがあってはなりません。そのためには学術的見地からエビデンス、データを積み重ね、医療側の人間からも責任をもって勧められる商品・サービスでなければ、フェムテック市場が今後大きく伸びていくチャンスを失いかねません。今はちょうどその岐路に立っていると感じています。

昨今はインターネットやSNSによって、今まで以上に異業種の人とつながりやすくなりました。開発に当たってここから先はある意味、手の内を明かしながら協働してやっていこうという流れも生まれています。

第 4 章

信頼性を高めることで市場の底上げができる

「フェムテック」×「医療」で拡がるビジネスチャンス

まずは女性の健康課題を理解してほしい

産婦人科の医療現場で、一般企業の幹部や役員の人たちと話す機会があるたびに驚くのが、女性が普段、どういう体の状態で仕事をしているかまったく分かっていないなということです。幹部や役員というと年齢的には50、60代の人たちが多く、今まで女性の健康についてあまり考える機会がなく、ある意味仕方がないことなのかと思います。共働きの少ない世代では、男性は仕事、女性は家事・育児と分けられ、女性のほうもつらいことを表に出すこともせず、我慢するということが当たり前だったはずです。パートナーに月経があることは知っていても、特に申し出がない限りはつらい状態のときもあるということに考えが及びません。パートナーが子宮などの病気になって入院・手術が必要になったときも、大変な状態であることは理解していても、ここに至るまでに痛みに耐えていたこと、治療で苦痛を伴ってきたことなども女性側が伝えない限りはあまり実感できていない様子です。

もう少し若い世代になると、パートナーが「生理がつらい」ということもありのまま伝えるようになり、パートナーがつらいと言ってきたことに対しては、考えが及ぶようになっている印象です。またこの世代くらいから、立ち会い出産を経験してきています。妊娠・出産に至るまではパートナーの健康に気づけなかった人でも、立ち会い出産に向けて妊娠・出産に伴う心身の変化を学び、一緒に出産を経験することによって互いの体を思いやる柔軟な考え方も生まれてきています。今この世代がちょうど更年期に差し掛かっている頃ですが、互いに体調の変化を伝えやすくなっているという印象は受けています。ただし、更年期症状は我慢しなければいけないと考える女性が多く、それに対して互いが支え合うといった行動は残念ながら少ないと思われます。

さらにその下の世代、まだ子育て真っただ中という世代になってくると経済状況の変化によって共働き志向がさらに高まり、パートナーに対する健康関心度もより高くなっているように見えます。２００３年頃から、私は産婦人科の臨床の現場に関わり始めましたが、妊婦健診に夫婦で来るカップルが次第に増えていったのが印象的でした。

もう一段階下の世代となるとそろそろ結婚、妊娠・出産という年代に差し掛かりますが、妊娠・出産を経験していない場合はパートナーがいる人でも、女性の健康を尊重したい気持ちはあっても、実際のところはなかなかよく分からないということをよく聞きます。

こうして考えてみると、妊娠・出産をパートナーとともに乗り切るというような濃い体験でもないとなかなか女性の健康を他人事でなく考えたり想像したりすることは難しいものだろうと思われます。

現代のような情報化社会でもなお、そういったことを改めて知る機会はなかなかないことが分かります。世代でくくってしまいましたが、もちろん個別に見ればそうではないという人たちもたくさんいます。

しかし女性自身も実は自分の体のことを正しくは分かっていなかったり、同性でもほかの人の痛みやつらさは分かりにくかったりするものです。痛みやつらいこと、不快なことは決して一人で我慢しなくていいということを、誰からも教えてもらっていないのだと思います。

そういう意味でも、これからフェムテック関連事業に取り組もうという企業、福利厚生などで取り入れようという企業では、まず関わる人すべてが一度、女性の一生においてどんな健康課題があるのか、男性だけではなく女性も一緒に学ぶ機会をもつことが大切だと考えます。

２０２２年6月には、ヤフーの代表取締役社長を含めた常務執行役員の全員が「女性の健康検定」を受検し、合格したという報道を目にしました。「女性の健康検定」とは一般社団法人女性の健康とメノポーズ協会が実施する検定で、女性の健康と良い働き方を理解し、さらにはヘルスリテラシーを高めて適切な対処法や接し方を理解する目的で行われています。

ほかにも、もともとは女性向きの研修会だったものが男性も一緒に行うようになったなど、少しずつ学ぶ機会は増えていっているように感じます。２０２２年末には、博報堂が社内プロジェクトとして、女性の健康課題の視点で企業の事業やサービスの構想を支援するプログラムの提供を開始すると発表しました。広告代理店としてさまざまな事業に関わるなかで、まずは自分たちが学び、事業の構想・開発やマーケティングを行う際にその考えを取り込み、最終的に社外に事業やサービスを提示する際にも女性の健康課題の視点からコミュニケーションを図るというものです。

一般の大手企業でもフェムテック関連団体や関連企業と連携しながら、独自の女性支援プログラムやプロジェクト、スクールなどを開設し、企業を挙げてまずは学ぶことに取り組み始めています。

自社事業の将来のためにも、福利厚生のためにも大手企業はこうした取り組みをしやすいのですが、中小企業にはそれがなかなか難しいのです。でもそのままにするのはもったいないことで、今後の社会では女性に限らず男性も、皆の健康課題に取り組みながら事業が進んでいく流れになっていくのは間違いありません。ベースとなる学びは今のうちに行っておくことが大切です。

私のクリニックは横浜市にありますが、例えば横浜市が中小企業を対象に、企業経営、事業推進のベースとなる学びを受けられるようなしくみを整えるか、補助金を出すなど、自治体の支援も今後は必要であろうと考えます。

若い世代になるにしたがって、女性の健康に対するタブーは少なくなりつつあり、プライベートでは次第に語り合える土壌ができているとはいっても、いざ職場に行くと旧態依然としているというのが現状です。企業ぐるみの学びも必要ですが、どの世代においてもまずは身近な家族、パートナーと体や心のことをざっくばらんに話せる空間づくりに努めることも大切だと思います。

フェムテック事業も、ブームだからとかビジネスチャンスがあるから参入しようという姿勢ではなく、まずは身近な人、職場の仲間、取引先と対話を広げながらそこから見えてきた課題に真摯に向き合っていくことで、本当にニーズのあるものが生まれてくると思うのです。

医療者もフェムテックへの理解を深めることが必要

日本の医療は国民皆保険で、税金を使っています。ですから、新しい医療技術にしても緻密な研究やデータ収集を積み重ねて論文を作成し、何年も掛かってそれが実際に医療技術として認められていくという過程を医師は日常から経験しています。エビデンスや信頼のおけるデータのないものには近づかないというのは当然の姿勢です。フェムテックを知っていたとしても、医療とは関係のないもの、ビジネスとして動かしたい人たちが扱っているものだと認識している人が圧倒的であると感じています。ですから、日々の忙しい診療に紛れて、なかなか自らフェムテックに関する情報を取りにいくという発想をもてないのかもしれません。私も初めはその一人でした。

ただ、もともと医療は目の前の困っている人を手助けするものとも思っていましたから、病気未満の不快な症状についても「異常はありませんよ」と帰らせてしまうことはできないと思ってきました。少しずつフェムテックの情報を集めるうちに、まずはそうした、医療からはこぼれてしまった人をすくい取るものとして、フェムテックがなんらかの助けになるのならといったところから興味をもち始めたのです。

また、これまでは女性誌でもなかなか月経のことや性にまつわる問題が取り上げられてこなかったものが、フェムテックという言葉がつくことによって少しずつオープンになってきています。これは社会がもっと女性の心身について話しやすいマインドに変化し、もしかしたら大きく変わるきっかけになるかもしれないと思いました。「家族やパートナーにすら体の悩みを話しにくい、職場の人たちに話すなんてとんでもない」と言っている患者さんたちと普段から接しているので、彼女たちが自分の体のことをまずは身近なところで隠すことなく話せるようになってほしいというのも大きな動機です。

さらに情報収集をしてみると、フェムテックの世界は玉石混淆でした。産婦人科領域と密接な関係がある、さらにはすでにすっかりなかに入り込んでいるものもある以上、事業者も医療者も学び合うことが必要と考えました。しかし、あまりにも混沌とし過ぎていて、これでは医療者も自ら学ぶというのは難しいと感じました。

まず、関わる人たちすべてに共通の定義がまだ存在していないことに驚きました。もちろん、「女性の健康課題をテクノロジーで解決すること」という基本の定義は分かりますが、現在のところ玉石混淆の玉も石もすべて「フェムテック」と名乗っても構わないという状況です。まだ手探りの状態でも、なんとなく玉の部分にはピカピカ光るものは感じました。しかし、すべてが同列で語られるなかにあっては玉までも石と同じにみなされてしまい、結果、せっかくの玉も埋もれかねないなという印象をもっています。

医療者から見てもそのような状態であるということは、消費者にとっても混沌とした状態のなかから自分にふさわしい玉を選び取るのはとても困難なことであるとも思いました。消費者に選んでもらえないということでは、この市場自体が一過性のものとなりかねません。高齢化社会、人口減少、労働力不足のこれからの社会にあって、人口の半分である女性が女性特有の体の問題から黙ってプレイヤーを降りてしまうのは国としても大きな損失です。ようやく女性たちが黙ってプレイヤーを辞めていたという実情が表に出始めたのですから、フェムテックブームがしぼんでしまうのと同時にそうした流れまで失われてしまってはならないと、女性の体を預かる産婦人科医としても危機感を覚えました。

医療者としてともに学んでいこうと同士に呼びかけるにしても、このままでは声を上げるに上げられない状況です。そこでまずは雑然とした状況を交通整理する必要があると考えました。医療側の人間からすれば、エビデンスの取れているもの、取れていないものと一刀両断で分類したいところなのですが、事業者、医療者、消費者のすべてが腑に落ちる分類方法は何かと考えたとき、健康課題を直接解決するものを狭義の「フェムテック」とし、ヘルスケア、つまりは大きな健康課題の解決とは至らないまでも不快なものを改善していくものを「フェムケア」と分けることを提案しました。

　事業者、医療者、消費者の皆が、自分の関わっているものに対して、そうした区分ができていれば現在すでに出ているものだけでなく、これから開発され世に出ていくものも位置づけがはっきりなされ、すべての立場の人からも理解されやすくなると考えたのです。

　決して「フェムテック」が上、「フェムケア」が下という位置づけではありません。双方にそれぞれの役割があるからです。

　医療者としても「フェムテック」や、「フェムケア」とどう関わっていくかが明確になることで、自分の立ち位置も明確になるはずです。私の関心の出発点に戻れば、「異常はありませんよ」と帰さざるを得なかった病気未満でありながら不快な症状は残ったままという患者さんたちには「フェムテック」の観点から何がサポートできるかを学んでいくことができます。

医療者として関わっていくのなら、「フェムケア」商品においても、より信頼度の高いもの、データが整っているものを求めていきたいです。大きなくくりでいえば「不快な症状を改善したい」という目的も、少し気になる程度から受診するほどに心配という程度まで、いろいろあります。残念ながらまだ受診にはハードルが高いとされる産婦人科を、それでも受診するほどにひどい不快感があった患者さんには、それ相応の信頼性を伴ったものでないと紹介はできません。

また、月経困難症や子宮内膜症などの病気と診断して治療を行っている間も、経血が多い、月経痛がつらいという症状は短期間で改善するわけではありませんから、不快な症状は残り続けるのです。これまでは「治療は医療が行うけれど、まだ続いている不快な症状は自分でなんとかしてください」というスタンスでしたが、医療とフェムテックが近づくことで不快な症状まで寄り添うことができるようになります。これもまた、医療者が使用を勧めるということであれば、やはり信頼性の伴ったものを求めます。

医療の世界では「病気を診るのではなく、人を診よ」という言葉があります。医師はこの病気、この症状ならこの治療法と判断するだけでなく、患者さんが生きている背景まで目を向けて一緒に治療法を考えていくという考え方です。特に治療が長期間にわたる病気の場合、この観点が大切にされてきました。

産婦人科は女性のライフステージに大きく関わる領域であるにもかかわらず、これまでは病気以外のことにはあまり目を向けられてこなかったのだと、フェムテックを知って改めて気づかされました。妊娠・出産についてもうまくいって当たり前、何か異常があれば産婦人科医が関わればよいという部分がどこかにあったのと同じように、女性には月経があるのが当たり前、よほどひどい状況になったら病気かもしれないので産婦人科が関わればよいのだという考えがどこかにあったのかもしれません。私自身、そこに違和感があったために、「異常はありませんよ」と言って患者さんを帰らせてしまうことにどうしても戸惑いがあったのだと思います。

今、産婦人科は急速に数を減らしています。分娩を取り扱う施設が少なくなっているだけでなく、地域によっては分娩以外の婦人科の病気を診るクリニックも近くにないという状況になっています。そういった地域では、地方の基幹病院が周囲の地域も含めて診療に当たっていますが、ハードルが高いという以前の問題で、自分の症状程度で受診しては迷惑なのではないかという気持ちから受診を躊躇する人も増えてきました。

産婦人科の医療機関の不足は過疎地域だけの問題ではありません。都市部でも起きています。こういうところでは、不快な症状どころか病気であるにもかかわらず医療につながるのが遅れる心配もあります。

日本ではオンライン診療がなかなか進んでいきませんでしたが、コロナ禍ではオンライン診療の果たす役割が大きくなり、たった1～2年で、一般の人にもオンライン診療は受け入れられるようになりました。フェムテックはテクノロジーを使った遠隔医療やオンライン診療も持ち合わせています。

このようにフェムテックには病気未満をすくい取るだけでなく、医療から遠くなっている人と医療をつなげる役割もあります。そう考えると、今後は医療とフェムテックが共存していく未来が否応なくやってくると考えてもよいと思います。

今は目の前の患者さんの診療で手一杯という医師や助産師、看護師たちも、フェムテックは自分たちには無関係とは言っていられない時期が近い将来やってきます。そのときになって急に慌てることのないよう、まずは自分たちの立ち位置に近いところから少しずつフェムテックを学び、できることは協働していく時期が今、まさに到来しているのです。

商品・サービスには エビデンス、データの積み上げを

医療とフェムテックが関わる以上、商品やサービスにはエビデンスや信頼性が求められます。現在、混沌として分かりにくいもののなかには、必ずしも医療と結びつかなくてもよいものもあります。それを区別するために整理が必要で、整理ができた段階では、医療と結びつく必要のあるものだけは、さらにエビデンスやデータの集積によって信頼

性を高めていくことが喫緊の課題となります。

リテラシーをもった商品開発者なら、できるものならデータの積み重ねがしたいという考えはもっているはずです。ただしそれにはコストも時間も掛かります。フェムテックが生まれた頃は、自らの健康課題から女性が立ち上げた事業が多く、医療ビジネス事業の立ち上げの知識が乏しく、資金確保も難しい状況で暗中模索のなか進めてきたことと思います。

それがちょうど今、商品やサービスとして形になっているところですから、ある意味、このような混沌とした状況となってしまったのも仕方がないことです。医療ビジネスにおいては日本では厳しい薬機法が立ちはだかっています。立ち上げたビジネスを進めるなかで次第に心が折れてしまい、各種の届出はもういい、雑品でいいという流れになってしまったものもきっと多かったと考えられます。

フェムテックには信頼性がないと決めつける前に、せっかくのアイデアをどうしたら事業化できるか、医療ビジネスはどう進めていくかの支援にも目を向ける必要があります。実は国や都道府県にもスタートアップ企業を支援する仕組みがあるので、まずはそれらを頼るところから始めてもらいたいです。私はビジネスの専門家ではないので、そのノウハウをお伝えすることはできませんが、フェムテック振興議員連盟ができて国もフェムテック事業を推し進めていく流れができてきた今では、さらに支援体制も整ってきているのではないかと思われます。

また今は一つのビジネスを進めていくうえで、細かな分業体制が整っています。例えばフェムケアの商品を何か作るとしたら、マーケティングを行う企業、素材だけを開発する企業、目的に応じて選択された素材を基にＯＥＭで商品を製造する企業、パッケージだけを作る企業、営業や販売を状況に応じて行う企業、ユーザーサポートを行う企業などが関わってきます。それらの一連の企業群のなかに、商品の使用実験、データを集積する企業もあります。実験やデータを集積していく専門の企業ならノウハウももっているはずです。市場での分類ができていれば、自分たちが目指す商品やサービスにどの程度のエビデンスや信頼度が必要であるのか明確になってきます。これまではフェムテックの位置づけがあいまいでしたが、今後、フェムテックと医療がいっそう近づいてくるとエビデンスやデータの集積に際して医療者の果たす役割も大きくなります。医療的見地も兼ね備えたエビデンス、データが集積できれば医療の現場でも信頼度が格段に高まり、フェムテック商品やサービスの採択が増え、消費者のほうもフェムテック商品やサービスの使用や選択に当たって、気軽に医療にアクセスできるようになるはずです。

これまでのフェムテック商品やサービスには、それぞれ少人数の医師が医療監修を行っていたケースが多かったようですが、その形態では健康食品や民間療法を医師が推薦しているのと同じようなイメージを与えかねません。今後、市場全体として成長していくには、医療全体が横断的に支える仕組みづくりも不可欠です。

2021年からは、経済産業省によって「フェムテック等サポートサービス実証事業」が始まりました。2022年もさらに事業者の公募を継続中です。この事業はフェムテックに関する新たな事業を提案するもので、上限500万円の補助金を出す代わりに、その事業による成果やデータをしっかりと示すことが求められています。またこれは事業そのものに補助金が出るものであって、一企業が対象というものではありません。

もちろん一つの企業だけで進めてもよいのですが、共同事業体として複数の事業体が組んで行ってもよいし、途中で協力団体や業務委託先を追加することも可能なものです。

今後はフェムテック関連事業を行うに当たっては、信頼性を証明できることが求められます。複数の事業体が意見を出し合って魅力的な商品・サービスを創出してほしいという国の希望の表れだと見てとることができます。

こうした制度は商品の品質や安全性を担保するのには厳重な審査を必要とすることから、医療者または消費者が信頼性をみる一つの基準となります。

私のクリニックの患者さんはドラッグストアの店頭で複数の月経カップを見つけたそうですが、その場では箱を開けて商品を確かめることができず、どれを選べばよいか迷ったといいます。価格差も大きく、新しいカテゴリーの商品だけに自分にも相場観がないため、それぞれの価格が高いのか安いのかの判断もできなかったそうです。そこでパッケージを見まわしてみると一つだけ「一般医療機器届出番号」と「ＦＤＡ登録済み」と記載されていたので、それが何かは分からないけれど、信頼できそうなので選んだとのことでした。
一般医療機器の製造販売には、独立行政法人医薬品医療機器総合機構（ＰＭＤＡ）への届出が必要です。現在、日本で販売されている月経カップは一般医療機器に属しており、ＰＭＤＡへの届出が義務付けられています。一方、ＦＤＡ登録のほうは、アメリカ食品医薬品局による登録を行っているものです。これも申請にはさまざまな基準をクリアしなければなりません。

この月経カップの例でいうと、インターネットや雑誌の記事では詳細な商品紹介は見られるものの、このような信頼性の指標となるものが紹介されているケースが少ないように思われます。もしかしたら、紹介しているものの商品には登録されているものもあればそうでないものも混じっており、あえて紹介されていないということもあるのかもしれません。しかし、新しいカテゴリーの商品で多くの消費者が信頼性を模索しているなか、フェムテック市場全体で底上げをしていくためには、こうした指標の周知もまた不可欠です。ＥＣサイトでの商品紹介では小さな文字で記載されていることが多いのですが、商品の特徴などと同様にそこははっきりと打ち出して、消費者にも信頼性を訴えていくことが自社商品ばかりでなく、月経カップ全体の信頼性を高めることにもつながると思います。届出番号や登録の記載のみならず、実際にどんな審査を受けたのかなど、具体的に紹介する機会をもってもらえれば、消費者だけでなく、まだ遠巻きに眺めている医療者への理解も進むはずです。

副作用やデメリットの検証も

信頼できる根拠となるデータの積み重ねが必要な一方で、その商品・サービスにおける副作用やデメリットの検証も行い、それを消費者にもオープンにすることが必要です。それぞれの商品やサービスには当然、効果とともに副作用が、またメリットとともにデメリットがあるものです。何事もそうですが、プラス面ばかりを示すよりも同時にマイナス面も示すほうが信頼感をもたれます。特にこのような商品やサービスについては、消費者全員が同じ効果や作用を求めるわけではなく、プラス面、マイナス面のすべてを見たうえで総合的に判断することから、できるだけ多くの判断材料を提示することが信頼性をより高めると考えます。

すでに一般医療機器として厚生労働省にも認められている月経カップも、審査の過程では正しくない使い方、例えば正しい位置に入らない状態で長期間過ごしてしまった場合、膣内に傷が付くことはないのかということなども検証済みなのでしょうが、消費者にそこまで提示しないことには、新しい概念のものを使ってみようというところまで踏み切れないと思うのです。当然、医療者としてもそうした確かなデータがないものは認めることはできません。

今後、産婦人科の臨床の現場とも協働していくことになるなら、なおいっそう、プラス、マイナスの両面を開示していくことが求められることと思います。

女性の体に直接触れる商品・サービスのほかにフェムテックの大きな柱である各種アプリの信頼性を高めるには、なによりセキュリティー面の対策をしっかりと行うことです。利用者はフェムテック関連アプリには非常にデリケートな個人情報をたくさん入力しています。

最大手の「ルナルナ」は自社のクラウド環境で運用され、セキュリティー対策もしっかり取られていることと思います。最大手ということで利用者も安心しているとは思いますが、どういう仕組みで運用していて、どのようなセキュリティーで守られているかなどをＩＴ知識のない人でも理解しやすい説明がサイトのどこかにあるとよいと考えます。もちろん、開示することでハッキング対象にはならない範囲内においてです。最大手が率先して示してくれることで、そのほかのアプリでも利用者が心配にならないよう、解説が掲載されるようになれば利用者も安心して使えるようになることと思います。

アプリと連携してオンライン診療やオンライン医療相談を行うものも増えています。アプリで得た患者さんの情報を、提携している病院の医師が診断材料にするものですが、考え方自体はとてもすばらしいので、これも消費者と医療側が安心できるセキュリティーの構築がされていくことを願います。

ビッグデータの活用も

「ルナルナ」が発表した2020年の同社ニュースリリースによると、「ルナルナ」ユーザー31万人、600万月経周期のビッグデータを解析したところ、平均月経周期は23歳で最も長く、45歳にかけて徐々に短くなったあと、その後また長くなるという年齢変化をたどっていたことが分かったそうです。基礎体温そのものは、低温期は年齢によらず一定ながらも、高温期は年齢により変化しており、30代が最も高かったそうです。これは、東京医科歯科大学と国立成育医療研究センターとの共同研究だそうです。年月を掛けてたくさんのデータが集積できたからこその結果です。

産婦人科の診療をしていて、更年期が近づいてくると月経周期が乱れていることは実感していましたが、こういった数字で示されたデータを患者さん自身も知っていればその年代になったときに、単に「周期が不規則になってしまった、どうしよう」とやみくもに心配するのではなく、こういう傾向になるのだと心づもりもできます。

おそらくはこのように、貴重なビッグデータをいろいろな研究機関で分析していることと思います。医療関係者だけの研究ではこのような結果を手にすることはできませんから、いずれはなんらかの形で医療者もそのデータを閲覧できる仕組みが整うと、より多くの医療者とフェムテックがつながっていくことができると思います。

さらに２０２１年には、「スマルナ」（婦人科向けオンライン診察サービス）を提供しているネクイノ、ＮＴＴコミュニケーションズ、システム開発を行うアーク・イノベーションの３社が業務提携を行い、ビッグデータを活用した新たなプラットフォームを利用し、さらなる事業モデルの創出を検討していくという発表がありました。フェムテック関連事業者や医療者をつなぐだけでなく、一般企業まで巻き込んだ大きな動きが始まると見ています。

更年期問題も医療との連携で現状打破

企業活動においても、中堅～ベテラン社員である更年期世代がパフォーマンスを発揮できなくなってしまうことは大きな損失です。フェムテックにもその分、大きな期待が寄せられているものの、現在のところは月経関連分野のような画期的な商品やサービスが生まれていません。月経関連分野の商品・サービス開発をけん引していた層がまだその世代に達していなかったこともその理由の一つであると考えられます。その層自らが更年期に差し掛かったことで、さらなる商品・サービスの開発も期待されます。

更年期症状については、ようやくＨＲＴへの関心が高まってきて、つらい症状は我慢しなくてよいのだという考えが広がり始めたところです。閉経によって女性ホルモンが低下したことで生じる泌尿生殖器症状に対して、ＧＳＭ（Genitourinary syndrome of menopause）という新たな概念が提唱されたことも、この分野の大きなトピックです。

尿漏れ、頻尿、性交痛、外陰部のかゆみや痛みといった症状はデリケートゾーンの問題でもあり、受診もしにくく放置されがちでした。症状が悪化して骨盤内臓器（膀胱、直腸、子宮）が腟内に降りてきたり、体外に脱してしまったりしてようやく受診するということも多かったものです。以前は「老人性腟炎」などと呼ばれていましたが、ＧＳＭと名前が変わっただけでも受診するときの気持ちはずいぶん違います。

これまでは骨盤底筋を鍛える体操を指導するくらいで、症状は気になりながらもなかなか続けられないという声が多かったのですが、骨盤底筋トレーニンググッズなども生まれ、そういった機器に抵抗のない人たちは、取り入れ始めています。デリケートゾーンのケアグッズによって今までよりも自分のデリケートゾーンに関心がもてるようになったのも、フェムテックの功績です。

とはいえ更年期症状の改善も、ＧＳＭも最終的には産婦人科での治療が必要になります。ホルモン量の検査キットやアプリがきっかけとなって産婦人科とつながることができれば、スムーズに治療に入ることもできます。そこで医療側もフェムテックへの理解があれば、入り口はどんな形でも患者さんが安心できる形で治療に臨めます。さらには、治療を行いながら骨盤底筋トレーニンググッズ、デリケートケアグッズなどの使用も、併せて相談に乗ることができるような診察室でありたいと考えます。

フェムテック利用のサポートには医療が必要

月経カップが取れなくなったり、オンライン診療で問題があったり、各種の検査キットで異常が見られたときは対面での医師の診察が不可欠です。オンライン診療などはアプリと連携している医療機関があると思いますが、住んでいるところからは遠いこともあるはずです。そんなときは、近くの産婦人科を受診する人が多いはずです。さらにフェムテック事業が拡大していけば、そうした患者さんはさらに多くなります。もともと受診はハードルが高いと感じてオンライン診療や郵送検査を選んでいる患者さんですから意を決して受診しに来た気持ちは、医療者も汲み取るべきです。そして、産婦人科はできれば行きたくないところではなく、これからはなんでも相談できる場所と思える対応をしてほしいと思います。

フェムテック商品やサービスの開発者、販売者の一部には、「病院にかからなくてもいいようにフェムテックがある」と誤った認識をもっている人もいます。そのような考えのもとで消費者に向けて情報発信をしてしまうと「フェムテック商品・サービスを使っているから安心」と、消費者を医療からさらに遠ざけることになりかねません。

フェムテックの根本は、女性の健康課題を解決することが目的です。フェムテックの利用によって健康を保つことができている間はよいのですが、症状が依然としてよくならなかったり、悪化してしまったりしたときは速やかに医療につながることが必要で、つなげるための橋渡しをするのもフェムテックであると、今一度、理解を改めてほしいと思います。もちろん、そのような誤った認識をもっているのはごく一部の人に過ぎないとは思っています。医療側もフェムテックと共存していく体制を構築していきますから、フェムテック事業者側も医療と敵対するのではなく共存しながら、ともに新たな未来をつくっていくことが理想です。

3割負担の医療とコスト面で共存するには

医師としてフェムテックを考えるときにいちばん気になるのはコストの問題です。日本の病院は地方格差があるとはいえ、国民皆保険制度によって全国どこにいても医療費には健康保険が適用されます。保険証さえあれば3割負担で診察が受けられ、一定以上の医療になれば高額医療制度も受けられます。実はフェムテックを日本と海外で比較するときには、必ずこの問題がついて回ります。

フェムテック大国であるアメリカの場合、医師にアポイントを取るところから始まり、提携病院でしか受診ができなかったり多額の医療費を負担したりすることもあります。日本では風邪をひいたときにドラッグストアで総合感冒薬や咳止めの薬などを買うよりは、病院を受診してそのときの症状に合った処方薬をもらうほうが安く済むということもしばしばあります。花粉症の薬なども処方薬をもらうために受診するという人も多くいますが、これはアメリカでは考えられません。各種の検査キットなどでも、開発費や人件費、郵送料などさまざまなコストを含めて数万円掛かるところが、受診して検査を受ければわずかな値段で済むとなれば、その利用を考える人が多いというのが現実です。

そうした背景の違いがあるなかで、アメリカのフェムテックをそのまま日本に持ち込んでも同じようにはいきません。産婦人科においては、風邪などと違って受診のハードルが高いという状況はあれども、今後さらに物価高が続いていけば「背に腹は代えられない」と考えるようになる人も増えることが予測されます。

フェムテックが広がり始めた当初は、開発者のほうにも3割負担の現実感に乏しい事例を見聞きしてきましたが、この市場でも少し経験を積み、日本ならではのフェムテックが考えられるようになってきていると思います。フェムテックと医療の共存を目指して、よりいっそう、両者が協力していけるとよいと考えています。

消費者もリテラシーをもって

現在の日本はまだフェムテック黎明期です。フェムテックに乗じた商品も少なからずあります。信頼性を目指した商品であってもまだ認可が下りるのを待っている状況で、消費者にはそうではない商品との見分けがつかない状況です。現在のところ良質だから価格が高い、良質ではないから安いというものでもありません。月経カップなどは体内に入れるものですから、ほかの雑貨のように「かわいい！」だけでは選べない商品です。消費者もリテラシーをもって、選ぶ目を養っていく必要があります。まだまだ実店舗での取り扱いは少なく、比較検討したいとなるとどうしてもインターネットでの購入となりがちですが、現物を見たこともない状況での選択はとても難しいものです。一般医療機器届出番号や、ＰＭＤＡ、ＦＤＡといった文字の記載があるかどうかが選択のヒントになります。しかし、販売者も慣れない状況で、実際にはそれらの認可を保持しているにもかかわらず、ＥＣサイトでは表記していない例もたくさんあります。商品も玉石混淆なら情報も玉石混淆の状況下では、消費者側も明らかに不審なものを見抜くリテラシーを身につけることが必要だと考えます。

医療とフェムテックの両方に精通した人材育成が急務

フェムテックと医療は隣接し、一部は混じり合っているにもかかわらず、フェムテックの事業関係者は医療のことが分からない、医療者はフェムテックの商品・サービスのことが分からないという状態が続いてしまうのは、両者にとって望ましいことではありません。本当はフェムテック事業に関わる人すべてが女性の健康課題や医療にも詳しく、医療者、特に産婦人科医療に関わる人たちすべてがフェムテックにも詳しいというのが理想です。とはいえ、新しいカテゴリーにおいて、それが短時間で進むのは難しいということも分かります。

金融業界では、さまざまな金融商品や保険商品に精通したファイナンシャルプランナーがいて、銀行・証券会社・保険会社の系列には属さない客観的な立場で消費者にアドバイスを行っています。フェムテック市場の振興を目指すのであれば、フェムテックと医療のどちらにも詳しい人が、特定の商品・サービスを勧めることなくナビゲートできるとよいと考えています。現在もそういった人材育成は少しずつ始められているようではありますが、残念ながら今のところはフェムテック事業者寄りの人材が多いといわざるを得ません。

ファイナンシャルプランナーのように、両分野に精通し、消費者のニーズによって商品・サービス、あるいは受診へと横断的にナビゲートする人材の育成は急務だと考えます。事業者側では医療を学ばなければいけませんし、医療者側では商品・サービスの内容とともに薬機法下においての広告・宣伝のあり方までしっかりと学ぶ必要があります。一朝一夕に整うものではないと思いますが、できるだけ早急に取りかからなければならない課題だといえます。

第 5 章

進化し続けるテクノロジー
フェムテックが果たす役割は無限大

テクノロジーは今後もっと変化する

昨今、日々の生活のなかでも驚くべきテクノロジーの変化の速さを実感しています。私たち産婦人科医療においても、診療現場のあちこちでその恩恵を受けています。今は想像もできないものが、ほんの少し先の未来に存在するであろうということは、誰もが疑いもしません。

月経管理アプリ「ルナルナ」も始まりはスマートフォン以前の携帯電話の時代です。おそらく開発した人たちも、よもや20年後に、可能性を無限に秘める小型端末を一人ひとりが持つようになるとは想像もしなかったはずです。当初は各自の月経周期の記録にとどまっていたものが、いまや多大なデータの蓄積と技術進歩によって、次の月経日や排卵日をかなり正確に予測できるようになりました。オンライン診療を行えるようにもなり、貴重なビッグデータがさまざまな分野に活かされるようになっています。

スーツを着用すると体のサイズを測定できるようになった今、スーツを着たらその人がもっている病気も分かるような時代が来るのも遠い未来のことではありません。現にスマートウォッチには医療データを測定できる機能が次々と実装されています。アップルウォッチの心電図機能はＰＭＤＡから「管理医療機器」という一般医療機器の上のクラスの医療機器として承認を受けています。コロナ禍で注目を浴びたパルスオキシメーターの機能もあります。もっともこちらは本来、指先で測定するものであるため、腕に付けたスマートウォッチでの精度はまだまだですが、今後は医療機器として使えるまでに進化していくはずです。

２０２２年11月には、ＡＩを使ってごく自然な会話ができる「ChatGPT」が発表されました。これまで出ていたＡＩでのチャットによる会話には世間も「まぁそんなものだろう」という反応でしたが、この発表により、コールセンターやカスタマーセンターは本当に人が不要になるのではないかといわれています。

そう考えると、フェムテック領域のアプリも急速に進化し、オンライン診療も現在では考えられないような形態となっていくことは想像に難くありません。

フェムテックはまさに今後のテクノロジーの進化の恩恵を受けていくものです。小さなスタートアップ企業が地道に展開して始まったフェムテックも、今では日本を代表するＩＴ企業が異業種を巻き込んで研究開発を行い始めています。おそらく1、2年後にはびっくりするようなシステムやサービスが生まれていることと思います。

産婦人科医療にとっても同様に、治療技術や医療機器の進化は目覚ましいものとなることは想像できます。しかしそれでも医療者と患者さんの間にはまだ距離があります。そこで国や産業界を巻き込んだフェムテックが医療に歩み寄り、やがて融合していけば、これまでは距離のあった医療者と患者さんとの間にも距離がなくなっていくものと期待できます。現在の医療界でも医療者と患者さんがともに治療方針を決めて治療に臨んでいこうという流れではありますが、歩みのスピードはまだこれからといったところです。産婦人科ではさらに、内診台への不安から受診を控えたいという雰囲気がどうしても拭い去れずに、「もっと気軽に産婦人科を受診してほしい」「かかりつけの産婦人科をもとう」という提案も、なかなか患者さん側には受け入れられないでいます。そこへフェムテックというツールが加わることによって、医療者と患者さんとの関係も変化していくことを期待しています。

実際に私のクリニックではピル処方のための受診や、スポーツ選手・受験生の体調管理、医療脱毛など、従来の産婦人科の診療範囲を少し超えたことを実践し始めるようになってから、私たち医療者と患者さんとの距離はぐっと近づきました。自分自身の健康に積極的に向き合えるようになるのか、早めにがん検診を受けにくる傾向も高く、なかには私のクリニックを「かかりつけ医」と思ってくれている人もいます。私自身もさらにフェムテックを学んで、患者さんと一緒に語り合えるようになれれば、もっと気軽に体の悩みや心配事も聞き取ることができるようになり、より早く病気にも対応できることにつながるのではと期待しています。

テクノロジーの進化がフェムテックの進化をもたらし、必要なときには医療ともつながりやすくなり、結果的に女性の健康課題の解決につながるという、フェムテックの概念の根本的な意義を果たす流れとなり得るのです。

フェムテックは新たなニーズも掘り起こす

女性の読者のなかには公共施設や商業施設、大学、シェアオフィスなどで目にしたことがある人も多いかと思いますが、最近、そういった場所のトイレの個室に入ったときにセンサーが反応し、動画広告が流れる代わりにトイレットペーパーと同じように生理用ナプキンを無料で自由に使えるというシステムがあります。月経が急にやってきて持ち合わせがなかったときにとても役に立ちます。トイレの中で広告を視聴するという今までは誰も考えつかなかったようなことと生理用ナプキンの無料配布が結びつき、このようなシステムが生まれました。これは、「既存値×既存値＝ダイバーシティ」の考え方を表す例であると思います。

近年、「生理の貧困」ということもいわれていますが、月経に伴って女性は定期的に生理用品関連費を支払っています。ナプキンやタンポン、最近では月経カップといった生理用品のほか、生理用ショーツまたは吸水ショーツ、鎮痛剤など、平均すると1カ月に７００円程度、経血量が多い人、痛みが強い人になればその負担はさらに大きくなります。女性の口から月経のことが語られてこなかった今までは、こうした現実に気づかなかったという男性も多いはずです。最近になってようやく月経に関することがメディアでも取り上げられるようになり、女性が今までこうして多くを語ることなくコスト負担をしてきたこと、経済的困窮から生理用品を買えない人や使用量を減らしている人がいること、若年層ではネグレクトなどが原因で月経の情報を得られず十分な月経ケアを受けられていないケースもあるということなど、次々と明るみに出てきました。生理用ナプキン配布システムも本来は、その施設の利用者のためのものですが、どこかでは「生理の貧困」の役にも立っているはずです。

アメリカでは、生理用ナプキンのサブスクリプションを利用すると、一定金額が開発途上国などで「生理の貧困」に苦しむ人のもとに届けられるというサービスもあるといいます。

数年前に小さなスタートアップ企業が切り拓いてきた分野ですが、今後は大手メーカーの参入も増えてくると考えられます。市場がさらに大きくなるという意味ではとても歓迎すべきことですが、そうなると小さなスタートアップ企業は同じことをしていては市場から締め出されてしまいます。そのためにも、さらにニーズを分析しながら独自のアイデアを見つけていくことが必要になります。今はアイデアさえあればそこから商品やサービスを完成させて市場に送り出すことが可能です。さらには営業、販促まで細かく分業化しているので、どんなに小さな企業でも、フェムテック関連、ヘルスケア関連の事業を現在行っていなくても可能性は大いにあるということです。今後、医療とのつながりが深くなれば、さらなるアイデアも結びつくチャンスは高まると思います。

　また今はインターネットで全世界ともつながっています。新たな商品・サービスは必ずしも日本国内向けに限ったものではないはずです。日本以上に女性の健康課題にアクセスしにくい国に向けた商品やサービスも期待ができます。医療にアクセスしにくい分、現地のアイデアは大いに参考になりそうです。現在では中小企業が海外に向けて事業展開をするためのナビゲートも充実しています。国際的なネットワークをもつ企業がこの分野の企業や事業を支援するという方法も一部では始まっており、現地の企業と提携するケースも考えられると思います。

このようにより多くの関係者がフェムテックに目を向けることで、産業的にも社会的にも新たなニーズを掘り起こしていることが分かります。やはり人口の半分は女性ですから、その女性の健康課題を解決することが、社会的・経済的に極めて大きい影響を与えるのです。逆にこれまでどうしてここに目が向けられなかったのか、その陰で女性たちはどんな苦労や苦しみをもっていたのか、社会全体が改めてそこに関心を寄せることが大切だと思います。

科学・技術の発展をそのつど取り入れて健康に役立てることがこれからの新常識になる

フェムテック市場の現状は、テクノロジーの力や科学的な根拠に基づいた狭義の「フェムテック」商品・サービスよりも、不快な症状を解消するための「フェムケア」商品・サービスのほうが優勢のようです。しかし今後はさまざまな分野からプレイヤーが参入してきたことにより、本来の「フェムテック」領域の商品・サービスがこれから本格的に始まると考えられます。

フェムテックという言葉が広まって以来、女性の健康課題のなかには社会生活をも脅かすほどのものがあるということが、男性にも理解され始めてきました。産業は、市場がそこにあると分かってから動き始めます。なぜなら何かを生み出していくには資金が必要だからです。これまで女性の健康課題が投資対象として認められてこなかったため、資金調達も難しかったのが、そこに市場があるとの共通理解が進み、それに気づいた人たちから市場参入が始まりました。

資金調達が難しかった頃は小さなビジネスしか行えず、そこから少しずつ形成された市場のなかで「フェムケア」商品が生まれ、今ようやくそれらが出そろったというところかと思います。その後、次第に大きな資金が流入するようになり、ようやく科学や技術を駆使した商品やサービスの開発が続々と進められています。

以前は大きな商品・サービスの研究開発となると、資金量の豊富な大企業が中心になって行われてきましたが、今は素材、運用などそのどれをとっても細分化されてきており、それぞれの持ち場で力を発揮しながら開発したものが統合され、最終商品・サービスとなって市場に送り込まれます。最終商品・サービスが発表されるまで企業秘密にしておくのではなく、「今、私たちはここまでこのような技術を高めました。どなたかこれを活かしてさらに高める事業を一緒に行いませんか？」と問い掛けながら、新たな商品・サービスへと進化を続けています。基となる素材、サービスがあったところにA企業と協働することで新たなものが生まれ、そこからさらにB企業と協働するとまた別のものが生まれていくといった具合にです。フェムテック市場においては、歴史の長い「ルナルナ」がまさにそのように月経管理アプリをベースにさまざまなサービスを生み出しているといえます。

テクノロジーや科学的根拠を伴う「フェムテック」領域の商品やサービスも、これから先は新しいものが生み出されるたびに、それを取り入れて進化し、次なる健康課題を解決していくという流れが本流になってくると考えられます。すでにフェムテック関連企業の参入だけではなく、広く一般企業が関わってきていますから、いずれはフェムテックという枠もなくなり、女性・男性のジェンダー間の区別はなく、すべての人たちの健康課題解決に向けた大きな潮流となっていくのだと思います。

フェムテックが日本に広まり始めたのと時を同じくしてコロナ禍に突入しました。コロナ禍を経て、ビジネスの世界ではリモートで仕事を行う機会が増え、医療の世界ではオンライン診療が急速に広がりました。これらの動きとともに人々の意識は短期間で１８０度変わったといえます。リモート勤務が増えたことで妊娠中・不妊治療中・子育て中、更年期症状に悩む人が働きやすくなった、退職者が減ったという話も聞いています。

共働きカップルでは、男性も自宅にいる機会が増えて、これまでパートナーに任せきりだった家事・育児がこんなに大変だったのかと気づいたという声もあります。もちろん、その逆で「自分も夫と同様にリモートで仕事をしているのに、自分ばかりが家事・育児をやっているのでいつもよりはるかに大変だった」という声もあります。いずれにせよ、価値観が大きく変わり、今まで見ることができなかったものにも触れたことは、フェムテックへの影響も少なからずあると考えます。価値観の変化もまた、テクノロジーの進化とともに、そのつどアップデートしながらフェムテック商品・サービスに実装されていくに違いありません。

「フェムテック」だけでなく「エムテック」市場もある

いずれは性別の枠は取り払われることとなると思いますが、当面はフェムテック市場として発展していくはずです。その過程では男性特有の課題にも向き合おうという動きも出てくるはずです。ホルモンの減少によって起こる更年期症状は、短期間で減少がより激しく起こる女性にスポットが当てられています。病気を表す言い方では「急性症状」ともいえるかもしれません。それに対して、長期間にわたって少しずつ減少していく男性の場合は「慢性症状」ということができます。病気の場合、急性症状にはすぐに効果のある治療を行いますが、一方で慢性症状だからといって放置するわけにはいきません。慢性症状にはそれに合った治療を行います。

花王が２０２１年に実施した「更年期の不調に関する意識調査」では、男性更年期の実態についても調べていました。その調査によると、筋力の低下、睡眠の悩み、関節や筋肉の痛みなど、女性の更年期症状とは異なるタイプの症状が挙げられており、女性と同様の症状としてはイライラする、憂鬱な気分になるといった精神面の不調も挙げられています。それらの多くは加齢によるものと考えられがちで、自分では更年期症状と認識しにくいのです。男女では症状の項目は異なるものの、症状のレベルを尋ねる質問では中等・重症と感じているのは男性のほうが割合が高いという結果も出ています。いずれはこうした問題も解決すべき健康課題として注目されると思います。

男性に限った問題でいうと、男性型脱毛症（ＡＧＡ:Androgenetic Alopecia）、勃起障害（ＥＤ:Erectile Dysfunction）に悩む人も少なくありません。前者は皮膚科で治療を行い、後者は泌尿器科で治療を行います。女性が産婦人科を受診しにくいのと同様に、男性もそれぞれのクリニックを受診しにくいものです。女性特有の症状や病気の診療を行う女性外来があるように、男性外来もあればよいのにという声もよく聞きます。女性特有の健康課題を解決するフェムテックがあるように、男性特有の健康課題を解決するものも、近く生まれることと思います。私はこれを勝手に「エムテック」と名づけていますが、フェムテックと並行して市場が創出、拡大していくことを願っています。

ある企業の人から、社内でフェムテックを持ち出すと、男女平等の時代に女性ばかりが優遇されるのは不公平だと言う人がいると言われたことがあります。おそらくそう発言した人は、これまで女性がどれだけ不平等に静かに耐えてきたのかに気づいていないのかと思います。フェムテックは、女性を優遇することが目的ではありません。不平等だったものをフラットに戻すための行動です。フェムテックによって男女が同じ立場になったところで、新・フェムテック、エムテックが共存しながら性別を超えて、互いの健康を気遣いながら社会活動を行っていくというのが正しい姿だと考えます。もしかしたらその頃には、フェムテックやエムテックとは違った新しい概念も生まれている可能性があります。

福利厚生とフェムテック

最近、「B to E」というビジネスが注目を集めています。Buisiness to Employeeの略で、企業と従業員の間で行われる取引という意味です。自社または他社の従業員のためのビジネスということで、福利厚生サービスもここに含まれます。フェムテック企業が手掛ける福利厚生サービスを他社の従業員が受けるのもこのビジネスとなります。

従来、福利厚生は自社が行うものでした。昭和の時代に流行したリゾート地の保養所などは建設に費用が掛かり、運営維持にも多額なコストが掛かりました。現代は従業員が求める福利厚生も多様化して、全社員に同じものを提供する時代ではなくなってきました。そこで、こうしたビジネスによって、従業員が求める福利厚生をリサーチし、欲しい人のところへ欲しい福利厚生が確実に届くサービスが登場し、浸透してきました。

女性活躍を推進している企業であることはいまや、優良企業の要素の大きな一つとなりました。「なでしこ銘柄」のほか、経済産業省では「新・ダイバーシティ経営企業100選／100選プライム」という、女性、高齢者、外国人などの多様な人材の能力を活かして、経営上の成果を上げている企業を表彰する事業も行っています。人材不足が続くなか、優秀な人材を集めるうえでもこれらの企業に選定されることは有利に働きます。

福利厚生で行われているサービスは、ピルなどの薬のオンライン診療・処方、遠隔医療相談、ピルなどの薬の費用補助、婦人科がん検査予約、検査キット購入補助、フェムテック関連商品の購入補助などのほか、女性の健康課題を学ぶセミナー開催などもあります。

大手企業の場合は自社でフェムテック関連の福利厚生を行えますが、こうしたビジネスの進展により中小企業でも福利厚生に取り入れることが容易になりました。今後、フェムテック商品・サービスが増えるとともに福利厚生の形としてもバラエティーに富んだものが生まれてくるはずです。

政治・行政に期待すること

フェムテック市場がここまで注目されたのは、やはり2021年に経済産業省が女性の健康問題による経済損失の額を発表したからだと思います。おそらく各種の調査機関ではいろいろな調査やマーケティングが行われ、公にはせずに取引企業の経営に役立てるといったことが内々で行われていたと思いますが、経済産業省が発表したことで多くの人が知ることとなり、一気に関心を集めたのです。経済損失が記載された報告書では、当時すでに出ていたフェムテック商品・サービスの詳細が課題も含めてレポートされていたので、これを基にフェムテックとは縁遠かった企業でも前向きに取り組んでいくことができたと推察します。発表は2021年でしたが、調査自体はコロナ禍以前に行われたと思うので、コロナ禍を経て大きく価値観が変わり、さらにフェムテックも少しずつ広まってきた現在の状況を、これほど詳細でなくてもよいので改めてまとめて発表してもらいたいと思います。

注目され始めたフェムテック市場において劣悪な商品やサービスが入り込むことが今後の市場拡大を阻む要因となることは間違いありません。消費者庁では新たに加わったフェムテック関連の相談案件を注視しているそうですが、品質、信頼性の担保を国にも求めたいと思います。

男女とも互いの健康を尊重できる社会に

ジェンダーギャップ指数とはスイスの非営利団体である「世界経済フォーラム」が2006年から毎年公表しているもので、男女平等格差指数とも呼ばれています。

初等教育就学率、中等教育就学率、高等教育就学率の男女比、労働参加率、同一労働における賃金、推定勤労所得、管理的職業従事者、専門技術者の男女比、国会議員・閣僚・最近50年における行政府の長の在任年数の男女比、出生時性比、平均寿命の男女比の項目をスコア化し評価したもので、ランキングをつけられるのですが、2022年の日本の総合スコアは146カ国中116位です。これは先進国のなかでは最低レベルであり、韓国（99位）や中国（102位）よりも下位に位置しています。

ちなみに上位から、1位アイスランド、2位フィンランド、3位ノルウェー、4位ニュージーランド、5位スウェーデンと続き、主要国では10位がドイツ、15位がフランス、22位がイギリス、27位がアメリカとなっています。日本より下位にランキングされている国の多くがイスラム教の国です。北欧諸国はランキング上位につくのは毎年のことですが、アジアやアフリカの国のなかでも積極的に男女格差の是正に取り組んだ国は上位に進出しています。

日本のこの結果に多くの人は想定内という感想をもつはずです。身近な職場の女性管理職、地元自治体の議員の男女比を見れば一目瞭然ですし、東京2020オリンピック・パラリンピック競技大会組織委員会の会長であった森喜朗氏の当時の発言も記憶に残るところです。

この結果が示すように、日本では、男性中心の働き方がいまだに求められています。仕事をしたい女性は、月経がなく妊娠・出産をしない男性と同様な働き方を求められ、

ジェンダーギャップ指数（2022）　上位国及び主な国の順位

順位	国名	値	前年値	前年からの順位変動
1	アイスランド	0.908	0.892	―
2	フィンランド	0.860	0.861	―
3	ノルウェー	0.845	0.849	―
4	ニュージーランド	0.841	0.840	―
5	スウェーデン	0.822	0.823	―
10	ドイツ	0.801	0.796	↑1
15	フランス	0.791	0.784	↑1
22	英国	0.780	0.775	↑1
25	カナダ	0.772	0.772	↑1
27	米国	0.769	0.763	↑3
63	イタリア	0.720	0.721	―
79	タイ	0.709	0.710	―
83	ベトナム	0.705	0.701	↑4
92	インドネシア	0.697	0.688	↑9
99	韓国	0.689	0.687	↑3
102	中国	0.682	0.682	↑5
115	ブルキナファソ	0.659	0.651	↑9
116	日本	0.650	0.656	↑4
117	モルディブ	0.648	0.642	↑11

出典：平成 29 年度厚生労働省「不妊治療と仕事の両立に係る諸問題についての総合的調査」

それができなければ補助的な仕事にとどまる選択をしなければなりませんでした。そうした身体的な問題ではなく、出産後の育児についても本来は男性も女性も同じように行えるはずですが、社会がそれをよしとせず、女性ばかりに負担が集中していました。
女性の健康課題は恥ずかしいこと、内に秘めておくことという風潮も相まって、つらいこと、負担に感じていることを女性は口にすることができませんでした。女性差別をするつもりがない人でも「言われなければ分からない」ですから、健康課題を共有する機会はほとんどなかったといえます。

政府がいくら「男女共同参画社会」をうたっていても、ジェンダーギャップ指数のランキングはいっこうに浮上しませんでした。ここに一石を投じていると期待されるのがフェムテックです。男性中心の経済社会にどんな働きかけをしようとも動かなかった石が、フェムテックに付いてきた「経済損失」、「新しい市場創出」、「ビジネスチャンス」というキーワードで少しずつ動き始めたといえます。長く女性の医療に関わってきた身としては、そういうことなら動くのかとも思いますが、これでようやく女性の健康課題に光が当たるきっかけになるのなら、このチャンスを逃すべきではないと思います。
たとえそれがビジネスのためであっても、女性が抱えている健康課題は何か、病気未満でも困っていることは何かに関心をもってもらうことで、真の男女共同参画社会への扉は開かれたと感じています。フェムテック振興議員連盟が立ち上がり、政府に働きかけをしたことで、２０２２年には「女性活躍・男女共同参画の重点方針２０２２（女性版骨太の方針２０２２）」も打ち出されました。２０２２年春に内閣府に入府したすべての新入職員に対して、女性の健康に関する研修も行われたといいます。国のトップに立って施策を進めていく人材にも、こうした視点をもってもらえるようになったことは、この国にとっても大きな変化となったはずです。

ここまで、産婦人科医の視点からフェムテックの現状や課題、可能性などについて述べてきました。産婦人科では赤ちゃんの誕生前後は明るい雰囲気になりますが、その他の婦人科の病気やトラブル、不快な症状で受診する人の多くは「恥ずかしい」「人に知られたくない」といった感情をもっているのを悲しい思いで見てきました。

ここへきてフェムテックが登場し、ようやく赤ちゃんの誕生以外で明るい空気をもたらすものが出てきたなという思いです。

女性の健康課題について産婦人科の病院だけでなく、家庭でも職場でも明るい空気のもとで語れる日がやってきて、長く続くことを祈ってやみません。

おわりに

医学部で学んでいた頃、将来の進路を決めるにあたって産婦人科を希望するというと興味本位な目を向けられたことがあります。父は産婦人科医、母は助産師の産婦人科開業医の家で生まれ育ったので、昼夜関係なく女性が大変な思いをして赤ちゃんを出産しているのが子どもの頃からの日常生活の一部でした。そうしたお母さんたちの力になりたいと考えることに対して、どうしてそんな目を向けられるのかと疑問に思ってきました。そして産婦人科医を目指してからは、女性ではないから実際にどんなつらさ、痛みがあるのかは分からない、でも、分からないから精一杯想像して寄り添いたいと考えてきました。

同時に、なかなか表に出ることのない女性だけの負担をできるだけ多くの男性たちにも知ってほしいと思ってきました。これまで口にできなかったとはいえ、勇気ある女性たちはきちんと発言していました。それでもそうすることを男性だけでなく女性も「恥ずかしいことをよくやっているな」とタブー視していました。そんな時間が長く続いていましたが、フェムテックが登場したことで、今ようやくそれが叶うようになってきたのがなによりもうれしいのです。

本書ではフェムテック市場がより活性化していくことを願い、産婦人科医の立場でまずは女性の健康課題について医学的な見地から男性にも分かりやすく解説してきました。ここが理解できていなければ、どんな商品・サービスが必要か、または自社にどう取り入れていくかを正しく考えることができないからです。男性の産婦人科医である私が自分では女性のつらさは経験できないからせめて診療では精一杯寄り添いたいと思っているように、男性の読者の皆さんにも想像力をもって、女性の健康課題を理解してもらいたいと思います。その延長で、そうした課題をどうしたら解決できるかを考えてほしいのです。

私は、産婦人科の医療そのものもフェムテックであると考えています。新たに生まれたフェムテックも適切な使い方をしなければ、本当は医学的な治療をしなければならない人がその手前のフェムテックのみの対応で終わってしまって、妊娠するチャンスを逃した、治療するチャンスを失った、手術するタイミングを失ったなどの大きな損失を生み出す危険性もあります。それだけは絶対に避けるべきという考えのもと、本書では現在のフェムテックへの課題、対応策などについて提言してきました。

日本には国民皆保険制度があり、医療と患者さんの距離が非常に近いことから、医療者もフェムテックの概念を理解することで、より良い医療を構築するための方法として利用できるとも思います。

フェムテックはまだまだ新しい概念で、分からないことも多い分野です。ですから、事業者、医療者、消費者、または男性、女性の別にかかわらず、できるだけさまざまなジャンルの人たちと一緒に、より良いものにするために考えていきたいと思っています。

産婦人科医　吉岡範人

〈著者紹介〉

吉岡範人（よしおか　のりひと）

1978年5月31日生まれ、千葉県市川市出身。父親が産婦人科の医師だったことで幼少期からクリニックで診療をしている姿を見て育ち、自身も医師を志す。

2005年に聖マリアンナ医科大学産婦人科学教室に正式に入局し、大学院生として臨床と研究に従事。『卵巣明細胞腺癌におけるPOU6F1の役割の解明』をテーマに医学博士号を取得。

その後カナダのブリティッシュコロンビア大学への留学も経験し、婦人科腫瘍（悪性疾患や良性疾患を含む）や若年のがん（思春期･若年女性:AYA世代がん）について学ぶ。

卒業後、大学の産婦人科に入局して一般診療をはじめ、さまざまな症例を経験し、2019年につづきレディスクリニックを継承。直近では2020年東京オリンピック競技大会の水泳競技に救護ドクター、パラリンピック競技大会にて、水泳競技のドクターボランティアとして参加。現在はさまざまな世代に月経困難症の治療を提供し、スポーツに励む女性や受験生のパフォーマンス改善に注力している。

本書についての
ご意見・ご感想はコチラ

フェムテック
女性の健康課題を解決するテクノロジー

2023年3月16日　第1刷発行

著　者　　吉岡範人
発行人　　久保田貴幸

発行元　　株式会社 幻冬舎メディアコンサルティング
〒151-0051　東京都渋谷区千駄ヶ谷4-9-7
電話　03-5411-6440（編集）

発売元　　株式会社 幻冬舎
〒151-0051　東京都渋谷区千駄ヶ谷4-9-7
電話　03-5411-6222（営業）

印刷・製本　中央精版印刷株式会社
装　丁　　弓田和則

検印廃止

Printed in Japan
ISBN 978-4-344-94173-1 C0034
幻冬舎メディアコンサルティングＨＰ
https://www.gentosha-mc.com/